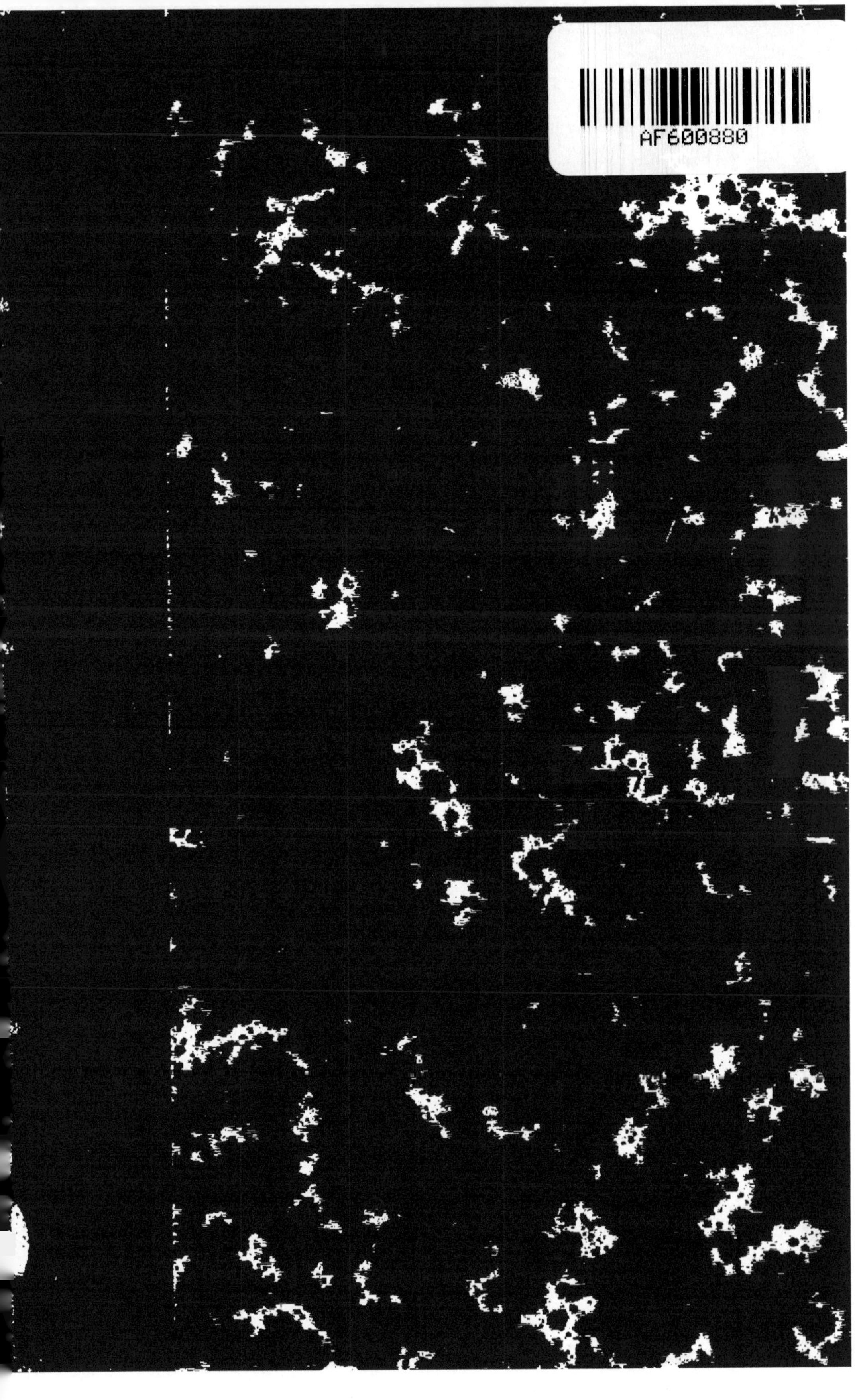

LEÇONS ÉLÉMENTAIRES

D'HYGIÈNE

DU MÊME AUTEUR :

Histoire de l'Epidémie de Suette miliaire qui a régné d
le département de la Dordogne, en 1841 et 1842. — Un
lume in-8°. — Paris, Paul Dupont. — Prix : 5 fr.

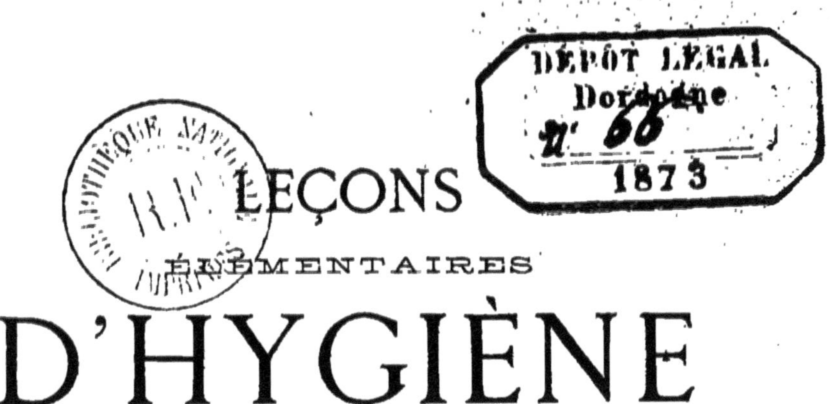

LEÇONS ÉLÉMENTAIRES D'HYGIÈNE

A l'usage

DES ÉTABLISSEMENTS D'ENSEIGNEMENT SECONDAIRE

ET DES GENS DU MONDE

PAR

LE Dr H. PARROT

OFFICIER DE LA LÉGION-D'HONNEUR, OFFICIER DE L'INSTRUCTION PUBLIQUE, MÉDECIN DE L'HOPITAL ET DES PRISONS DE PÉRIGUEUX.

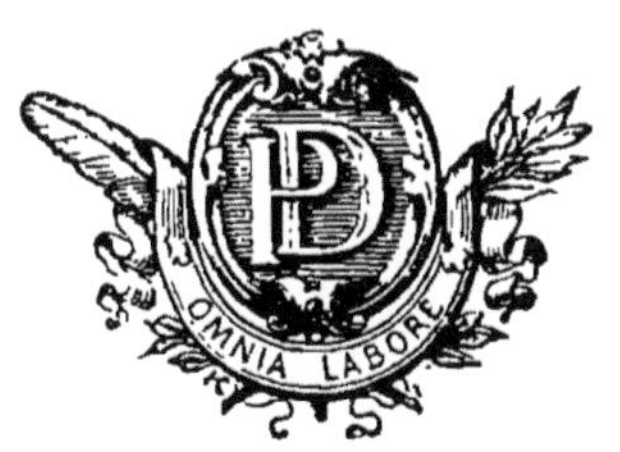

PARIS

LIBRAIRIE PAUL DUPONT

41, rue Jean-Jacques Rousseau.

—

1873

A Messieurs

JULES SIMON

Ancien ministre de l'instruction publique.

PIERRE MAGNE

Ministre des finances.

LOUIS VEUILLOT

*Rédacteur en chef de l'*Univers.

Je dédie ces leçons à trois hommes très-séparés, mais tous les trois illustres.

A Monsieur JULES SIMON, parce qu'il a eu l'idée et l'honneur d'instituer le cours d'hygiène dans les lycées.

A Messieurs PIERRE MAGNE et LOUIS VEUILLOT, parce qu'il m'est doux de placer ce livre sous le patronage de leur amitié.

Ces leçons ont été faites aux élèves du cée de Périgueux, en exécution de l'arrêté vant du ministre de l'instruction publique d'après le programme qui l'accompagne :

e Ministre de l'Instruction publique, des Cultes et des ux-Arts,

u le programme de leçons élémentaires d'hygiène dans les es, proposé par l'Académie de médecine,

Arrête :

rticle premier. — Les élèves des classes de philosophie et nathématiques spéciales des lycées sont tenus de suivre des ns élémentaires d'hygiène.

rt. 2. — Cet enseignement, donné autant que possible par nédecin du lycée, est divisé en six leçons, conformément programme ci-après :

PREMIÈRE LEÇON.

e l'hygiène, son but, ses moyens.

es agents atmosphériques au point de v e de leur influence la santé (air, lumière, chaleur, électricité, sécheresse, nidité, vents).

ltérations principales de l'air (climats, endémies, épidé s).

DEUXIÈME LEÇON.

Des habitations (sol, exposition, ventilation, chauffage, éclairage, propreté).

Causes d'insalubrité.

Vêtements : Modifications selon les âges, les saisons, les climats, le temps.

Soins du corps : Cosmétiques, bains de propreté en général.

TROISIÈME LEÇON.

Aliments : Nature et qualités des divers aliments, leur appropriation aux âges, aux tempéraments, aux professions, aux climats ; conditions d'une bonne digestion.

Conserves alimentaires ; altérations et falsifications des aliments ; régime alimentaire.

QUATRIÈME LEÇON.

Boissons : Eaux potables et leurs caractères, leurs altérations, moyens de les prévenir et de les corriger. Conservation des eaux potables.

Boissons fermentées : Vin, cidre, bière, spiritueux, liqueurs, café et thé.

CINQUIÈME LEÇON.

Hygiène des sens : Veille et sommeil ; travaux intellectuels et manuels.

SIXIÈME LEÇON.

Exercice et repos ; gymnastique. Exercices spéciaux : natation, équitation, escrime, danse.

Fait à Paris, le 6 mai 1872.

Jules SIMON.

PRÉFACE.

Sur des conseils peut-être trop bienveillants, je me décide à publier les leçons d'hygiène que je viens de faire pour la seconde fois au Lycée de Périgueux. Je n'y veux rien changer, pas même les phrases motivées par le lieu et l'auditoire devant lequel je parlais. Je n'y veux rien retrancher, pas même quelques répétitions de mots et quelques négligences que j'ai bien entrevues, mais que je garde, de peur d'entamer la clarté en poursuivant une trop fine correction. C'est en effet la clarté dont j'ai eu dans cette occasion le plus continuel souci, et je tiens à ne pas la compromettre, afin d'élargir autant que possible le cercle de mes lecteurs. Si je suis compris, j'aurai été utile et mon but aura été rempli. Au-dessus de la mission de guérir les maladies, le médecin a en effet un rôle plus élevé, celui d'enseigner, chaque fois qu'il en trouve l'occasion, les moyens de les prévenir.

Dr H. PARROT.

LEÇONS ÉLÉMENTAIRES

D'HYGIÈNE

PREMIÈRE LEÇON.

De l'Hygiène, son but, ses moyens.
Des Agents atmosphériques au point de vue de leur influence sur la santé (Air, Lumière, Chaleur, Electricité, Sécheresse, Humidité, Vents.)
Altération principale de l'Air, Climats, Endémies, Epidémies.

MESSIEURS,

Lorsque, l'an dernier, je commençai pour la première fois le cours d'hygiène que venait d'instituer M. le ministre de l'instruction publique, j'obéissais à une invitation et j'accomplissais un devoir. Mais j'éprouvais alors une véritable crainte ; j'étais plein d'incertitude, d'embarras et d'hésitation. Je doutais sans doute de moi, mais je doutais, permettez-moi cet aveu qui ne peut avoir rien de blessant, je doutais de mon auditoire, non pas de son intelligence, bien entendu, mais de son insuffisante préparation à des leçons d'hygiène. Mes doutes ont disparu ; la bienveillance et en même temps l'attention curieuse avec laquelle vos prédécesseurs ont répondu aux efforts que j'ai dû faire pour substituer à un enseignement trop scientifique, un enseignement plus mondain, me donnent le droit de penser que, comme eux, vous puiserez dans ces leçons quelques éclaircissements qui dissiperont des obscurités toujours fâcheuses et de sérieuses notions dont vous recueillerez, je l'espère, un profit véritable. Aussi, messieurs, je reprends ce cours avec la confiance que m'inspire le passé, et je suis heureux de pouvoir dire que cette tâche, que j'avais remplie comme une obligation, je l'accepte aujourd'hui comme une bonne fortune.

De l'Hygiène.

L'hygiène est l'art de conserver la santé; *hygiène*, le mot le dit. Il le dit surtout à des jeunes gens éclairés comme vous l'êtes : Υγίεία, en grec, veut dire santé.

Je ne puis entreprendre de vous faire l'historique de cette science. Mais ai-je besoin de vous faire comprendre qu'elle doit être ancienne comme l'homme, puisqu'elle répond à ce sentiment inné de conservation, et si impérieux, que certainement on peut dire que le premier homme a été son propre hygiéniste ?

Dans son excellent traité d'hygiène, M. Michel Lévy n'a peut-être pas songé à lui assigner cette origine préhistorique; mais nous n'avons pas besoin de documents, ni de livres, ni d'inscriptions pour avoir le droit de l'affirmer, parce que ce puissant besoin de la protection de soi-même existe, soit sous le patronage de l'instinct, soit sous la tutelle de l'intelligence, chez tous les êtres de la série animale, et qu'il n'est pas raisonnable de penser qu'à son apparition sur la terre, Dieu n'ait pas pourvu l'homme de cet indispensable sentiment de conservation personnelle. Mais du jour où l'hygiène devient un enseignement, où les hommes prêchent à leurs semblables des conseils destinés à les protéger contre la maladie, cette science est définitivement fondée, et on saisit réellement son berceau et sa naissance.

Sous Moïse, elle est religieuse et prophétique, et si nous avions le temps et le droit d'entrer dans les détails des préceptes qu'il prêche au peuple hébreu, vous y verriez la sagesse, l'inspiration remplaçant la science, et vous y découvririez comment ce grand prophète fut aussi un grand hygiéniste, et peut-être aussi comment cet ensemble de leçons, que le savant admire encore aujourd'hui, n'a pas été étranger à l'enfantement des puissants génies sortis de cette race qui, de nos jours, nous a donné tant d'illustrations dans les arts, dans les lettres, dans l'industrie, dans la politique et dans toutes les branches du génie humain.

Sous Lycurgue, l'hygiène devient exclusivement nationale ; former des citoyens robustes, d'énergiques défenseurs de la patrie, voilà le but que se propose ce législateur devenu hygiéniste.

Qui de vous ne sait aussi bien que moi, bien mieux que moi, car votre mémoire est remplie de frais souvenirs, qui de vous ne sait qu'il prescrivait, et d'une façon obligatoire, les exercices corporels, les jeux qui développent l'activité musculaire, la gymnastique sous toutes ses formes, la natation, l'équitation ? Qui de vous a oublié cette affreuse cuisine de Lacédémone, si éloignée des finesses perfides de notre cuisine moderne ? Qui pourrait oublier cette brutalité patriotique qui livrait à la mort tout enfant qui, par sa faiblesse ou ses infirmités, ne pouvait être un défenseur de la patrie, et toute cette hygiène sauvage qui s'occupait beaucoup moins de la santé de l'individu que de la santé de l'Etat ?

Je ne veux pas, et je ne puis pas d'ailleurs continuer cet historique, qui n'est pas dans notre programme, et que je n'ai esquissé, en courant, que pour vous faire comprendre qu'avant d'arriver à son but véritable et simple, que j'ai mission de vous définir, l'hygiène a subi des déviations jusqu'à ce qu'elle fût devenue une science véritable.

Religieuse ou législative, prophétique ou nationale, elle poursuivait un but complexe, la santé de l'homme sans doute, mais surtout la santé de la race ou le salut de la patrie. Son but principal était un accommodement à la fonction sociale ou nationale que poursuivait le prophète ou le législateur.

Son But.

Son but véritable, son but simple et humain, n'a été découvert et poursuivi que le jour où de l'immortel génie d'Hippocrate est sorti cet admirable traité de l'air, de l'eau et des lieux où il faut toujours puiser.

Dans ce livre presque divin, ses préceptes hygiéniques dont nous vivons encore, et dont nous vivrons longtemps, regardent simplement et directement et exclusivement le but véritable de cette science : *la santé de l'homme.*

Tel est, en effet, le but de cette science dont je suis chargé de vous faire comprendre l'importance et la mission.

Entretenir la santé de l'individu, prévenir les maladies, soit qu'il s'agisse de l'hygiène privée, soit qu'il s'agisse de l'hygiène publique ou administrative, qu'il s'agisse de l'homme seul, ou des hommes agglomérés, qu'il s'agisse des conseils individuels, ou des prescriptions de l'édilité, qu'il s'agisse de la police des rues, de la voirie, de la propreté des places, des égoûts et des aqueducs, de l'écoulement des eaux stagnantes, de l'assainissement des marais, des mesures à prendre contre les épidémies, le but reste toujours le même : protéger la santé de l'homme.

Mais pour atteindre ce but, il y a des moyens : quels sont-ils ?

Ses Moyens.

Pour les indiquer d'une manière complète, il faudrait nous adresser à deux ordres de connaissances : à l'anatomie, c'est-à-dire à la science de la contexture physique de l'homme, qui est l'*objet*, et en même temps à la physique et à la chimie, c'est-à-dire à la science des agents au milieu desquels l'objet, c'est-à-dire l'homme, est placé.

Il faudrait donc étudier ou plutôt savoir la structure de l'homme, la composition de ses organes et leur mécanisme, l'anatomie et la physiologie, et c'est précisément la nécessité de cette connaissance préalable qui crée la difficulté de ce cours.

Quant à l'étude des agents qui entourent l'homme, je suis moins en peine.

Air.

On vous a appris ce qu'est l'air; vous savez ses propriétés chimiques et ses propriétés physiques; la lumière, la chaleur, l'électricité vous ont été enseignées par des maîtres dont personne plus que moi n'apprécie les précieuses leçons.

L'homme vit dans l'air; mais cet air peut être humide, il peut être sec; cette lumière peut être trop vive ou trop faible, trop abondante ou trop rare; cette électricité peut être un fléau plein de désastres, si nous ne la surveillons pas; elle peut être au contraire asservie et devenir profitable, non-seulement à l'industrie ou aux besoins divers de l'homme; mais elle peut encore quelquefois, sagement dirigée et utilement employée, concourir à protéger la santé.

Vous voyez donc, messieurs, qu'avant de pouvoir vous indiquer les moyens protecteurs de cette santé, il faut préalablement viser les agents divers qui exercent sur l'homme une influence de chaque instant.

Le plus puissant, le plus continuel, le plus incessant, le plus indispensable de ces agents, c'est l'air, et l'air, c'est pour le physiologiste cet immense réservoir où l'homme puise, par la respiration, l'oxygène nécessaire à l'entretien de son existence. Pour le chimiste, c'est un composé d'oxygène et d'azote dans la proportion, si mes souvenirs me servent bien, de 79 d'oxygène et de 21 d'azote; d'une faible partie d'acide carbonique et de vapeurs d'eau.

Voilà la source où il prend sans cesse, si bien que respirer c'est vivre.

La respiration c'est la vie, et la respiration est si bien la vie que, pour le médecin légiste, avoir respiré c'est avoir vécu.

Dans cet affreux crime qu'on appelle l'*infanticide*, la justice demande souvent au médecin si l'enfant a vécu ou s'il est mort-né? Cette question constitue le plus souvent l'élément principal de l'accusation; elle est son véritable point de départ, et nous sommes chargés d'éclairer ce redoutable problème.

L'enfant est-il né vivant, ou est-il mort?

Eh bien, messieurs, savez-vous comment nous arrivons à répondre à cette interrogation?

En recherchant tout simplement si l'enfant a respiré ou s'il n'a pas respiré.

Je ne puis entreprendre de vous faire connaître les procédés auxquels nous avons recours pour décider cette question; qu'il me suffise pourtant de vous dire que l'on divise en plusieurs fragments les poumons de l'enfant, et qu'on les plonge dans un vase rempli d'eau. S'il a vécu, c'est-à-dire s'il a respiré, les cellules pulmonaires sont remplies et distendues par l'air, et les fragments de cet organe surnagent. Si, au contraire, il n'a pas vécu, c'est-à-dire s'il n'a pas respiré, les fragments se précipitent au fond de l'eau.

Vivre, c'est donc respirer, et voilà pourquoi j'avais l'honneur de vous dire que le plus incessant des modificateurs de l'homme, c'est l'air, et l'air dans sa composition, telle que nous vous l'avons indiquée, pour que nous y puisions librement et abondamment l'oxygène nécessaire à la vie.

Mais il ne suffit pas que l'air soit pourvu des qualités que nous vous avons fait connaître au point de vue de sa composition.

Il ne suffit pas qu'il ait la normalité chimique que nous vous avons indiquée, il faut aussi que sa quantité ne soit ni augmentée outre mesure, ni trop diminuée.

La pression atmosphérique supportée par l'homme est de 17,990 kilogrammes, et c'est cette pression qui convient le mieux à la santé.

Trop en dehors de cette limite, cette pression, ou exagérée, ou diminuée, lui devient préjudiciable.

L'industrie a eu souvent recours à l'augmentation artificielle de cette pression, soit pour établir des ponts, soit pour le percement des puits, soit pour construire des tunnels; et si les ouvriers qu'on a fait travailler dans un air comprimé à trois atmosphères ont éprouvé d'abord un véritable bien-être et une tolérance presque agréable, il est survenu quelquefois chez certains un malaise réel et des accidents sérieux, lorsque, de cette pression exagérée, ils se trouvaient replacés par une trop brusque transition sous une pression atmosphérique normale.

Vous avez certainement entendu parler des accidents qui sont survenus aux aéronautes, savants ou artistes, exploitant leur industrie dans leurs ascensions à 7,000 mètres au-dessus de nous.

La diminution de la pression atmosphérique devient la cause de nombreux troubles dans les fonctions de plusieurs organes ; la respiration est plus fréquente, le pouls s'accélère, et l'on voit survenir de pénibles suffocations et de périlleuses hémorrhagies.

Les Européens, transplantés sur les plateaux élevés du Mexique, n'ont pu s'habituer à ces altitudes.

Humidité.

Il ne suffit pas qu'il y ait entre la composition chimique et le degré de sa pression une normalité qui corresponde aux exigences de nos organes. Il faut encore que cet air qui doit contenir une certaine vapeur d'eau en contienne assez et n'en contienne pas trop. Il faut qu'il ne soit ni trop humide ni trop sec. Quand les nuages s'abaissent, dans les temps de brouillards ou de pluies, une des fonctions en apparence les moins sensibles, et en fait la plus active, parce qu'elle est continuelle et qu'elle a pour siége une surface étendue, je veux parler de la perspiration cutanée, cette fonction, dis-je, qui fait pleuvoir à chaque instant sur notre peau une quantité d'eau inappréciable, mais réelle et incessante, cette perspiration de la peau est diminuée dans son activité; mais cette diminution ne se produit pas sans qu'une compensation s'établisse dans d'autres organes.

Et, en effet, l'appareil urinaire a sur-le-champ un surcroît de travail, et le liquide qu'il est chargé d'excréter s'augmente immédiatement de toute la diminution d'activité que l'humidité impose à la peau.

Les poumons aussi subissent cet accroissement de travail, et la sécrétion pulmonaire est également augmentée.

Cette rupture d'équilibre, surtout quand elle se produit par une transition brusque, ne se fait pas sans dommage pour la santé. Et de là tout un ordre de maladies que je me garderai bien de vous développer.

Sécheresse.

Supposez encore que l'air, au lieu d'être humide, soit d'une sécheresse excessive, et alors vous verrez apparaître, mais en sens contraire, cette rupture d'équilibre, entre les fonctions de la peau et celles des organes internes.

L'activité des organes internes diminuera au profit de la surface tégumentaire. Une véritable décentralisation, marchant du centre à la circonférence, viendra surexciter la perspiration cutanée, déterminer des hémorrhagies nasales, des rougeurs érythémateuses et disposer la peau devenue trop laborieuse à des lésions pathologiques dans le détail desquelles je ne pourrais entrer, sans risquer de dépasser les termes de notre programme.

Mais l'homme ne subit pas seulement l'action de l'air dont nous venons d'apprécier les qualités chimiques et physiques; il est également soumis à l'action d'autres agents, qui, pour être moins saisissables dans leur nature intime, n'en exercent pas moins une influence réelle, qui se manifeste par leurs effets.

Ces agents sont : la lumière, le calorique, l'électricité.

Lumière.

La lumière n'agit pas sur nous seulement d'une manière spéciale; et si son action la plus spéciale, la plus particulière s'exerce sur l'organe de la vision, elle en possède une autre générale et vraiment constitutionnelle dont l'hygiéniste doit tenir compte.

La privation de la lumière, de même qu'une lumière trop vive et trop abondante, aboutissent aux mêmes résultats, pour ce qui regarde le sens de la vue. Une obscurité profonde et longtemps prolongée, aussi bien que l'exposition à une lumière trop éclatante, fatiguent la vue, irritent l'œil, produisent des lésions sérieuses dans cet organe et troublent sa fonction, de telle façon que des ophthalmies graves peuvent être le produit de causes en apparence opposées.

A côté de cette action toute locale, la lumière, ainsi que j'ai eu l'honneur de vous le dire, en exerce une, d'une importance incontestable, sur l'organisme tout entier.

Je ne puis vous raconter tous les symptômes cérébraux auxquels sa trop grande vivacité peut donner lieu ; qu'il me suffise de vous indiquer en passant cette rougeur de la peau, connue sous le nom populaire de *coup de soleil*, que produit son action trop vive, trop directe et trop prolongée ; et, dans des conditions opposées, voyez ce qui arrive : qui de vous n'a entendu parler de l'étiolement dans lequel tombent souvent les ouvriers mineurs et les prisonniers qui ont subi une longue détention dans des prisons obscures ? sans qu'on connaisse le mode d'action de la lumière sur les globules du sang et sur les autres éléments qui le composent, il est certain que la privation de la lumière engendre la décoloration de la peau, l'amaigrissement, la faiblesse, et cet ensemble de symptômes connus sous le nom d'anémie.

Pour moi, je ne puis m'empêcher, à ce propos, de rendre hommage à l'habileté d'un homme disparu presque en même temps que s'achevait son œuvre.

J'assiste tous les jours, comme médecin des prisons, au contraste frappant de la situation des prisonniers d'autrefois avec celle des prisonniers d'aujourd'hui.

L'ancienne maison de détention à laquelle le patriotisme du médecin ordinaire du lycée, M. Galy, a donné une nouvelle destination, une destination à la fois charmante et scientifique, et que, dans son ingénieuse restauration, il a remplie d'air et de lumière, était un amas informe et colossal de bâtiments ou plutôt de pierres amoncelées, qui ne permettaient ni l'accès de l'air, ni celui de la lumière.

Cette absence de lumière ajoutait un contingent réel d'action délétère à d'autres causes dont je ne veux pas méconnaître le rôle ; mais soyez sûrs que l'obscurité des dortoirs et des cours contribuait plus que toute autre cause à la production de ces nombreuses et graves maladies qui ont presque disparu aujourd'hui.

Aujourd'hui, en effet, le nombre des malades n'a pas diminué d'un quart, ni d'une moitié, mais certainement de plus des trois quarts.

Et je n'hésite pas à attribuer cette différence au talent de M. Bouillon père, qui, en distribuant dans cet établissement l'air et la lumière, de la façon la plus intelligente et la plus scientifique, a fait de la prison de Périgueux un monument que remarqueront sans doute les artistes, mais que le médecin surtout doit signaler comme une œuvre digne d'être honorée et citée comme un modèle par les hygiénistes.

Chaleur.

L'homme fabrique lui-même sa chaleur. Je ne sais pas si, en vous parlant de cette origine de la chaleur, je ne rencontre pas une grande difficulté.

Vous a-t-on fait, dans l'un des cours que vous suivez, vous a-t-on fait, dis-je, connaître le mécanisme de la respiration et son résultat ?

Si cette fonction vous est connue, je n'ai pas beaucoup à ajouter ; si, au contraire, vous l'ignorez, essayons ensemble et d'une façon aussi claire que possible de comprendre la nature de cet acte et le résultat de son accomplissement. Par la respiration, l'homme prend à l'air l'oxygène qu'il y rencontre. Cet oxygène saisit le carbone et l'hydrogène fournis par les matières grasses, sucrées, alcooliques que nous lui fournissons, et, de cette combinaison, naissent l'acide carbonique et de l'eau, que l'homme rejette et que reprennent les végétaux.

Je ne puis pas et je ne dois évidemment pas m'appesantir sur ce merveilleux échange qui ne nous regarde pas ; mais qu'il me suffise de vous dire que cet acte, *la respiration*, est une véritable combustion de carbone et d'hydrogène par l'oxygène, et que le résultat de cette combustion est une certaine quantité de chaleur produite.

Cette chaleur, dont le laboratoire est dans l'homme, c'est elle qui constitue la température humaine.

Cette température varie de 33 et 37 degrés centigrades, suivant l'organe où l'observateur place le thermomètre. C'est cette quantité de calorique produit à chaque instant par l'acte respiratoire, qui permet à l'homme de résister à des froids rigoureux, et c'est à sa disparition, quand la résistance a été trop prolongée et dépensée, qu'il faut attribuer les morts douloureuses dont nos derniers champs de bataille ont été le théâtre, et ces congélations locales que nous avons eu l'occasion trop fréquente de soigner dans les hôpitaux, ces doigts livides, ces pieds, ces jambes violacées que le froid avait frappés de mort !

Mais ce n'est pas seulement l'abaissement exagéré de la température ambiante qui donne naissance à des accidents ; son élévation excessive, quand elle dépasse par exemple 14 à 15 degrés, peut engendrer des congestions cérébrales, des oppressions et une foule d'autres maladies sur lesquelles il est inutile d'insister.

Electricité.

Vous avez vu, messieurs, tous les agents dont nous venons de vous parler, exercer une influence salutaire ou fâcheuse, suivant l'excès ou la diminution de cette influence. Ne croyez pas que l'électricité, dont je ne vous parlerai pas au point de vue de la physique, ne contienne vis-à-vis de l'homme qu'une source de redoutables dangers. Sans doute ses effets sont terribles, soit qu'elle le tue instantanément en le foudroyant, soit qu'elle ne produise que des brûlures plus ou moins étendues, soit qu'elle se borne, les jours d'orage, à surexciter jusqu'à la souffrance notre système nerveux ; mais, dans une certaine mesure, elle a son utilité et elle rend des services ; et je n'entends pas parler ici de ses merveilleuses applications industrielles. On a, en effet, depuis longtemps entrevu, mais non pas démontré, l'analogie et peut-être l'identité qui pourrait exister entre le fluide électrique et le fluide nerveux ; mais ce qui est incontestable, c'est qu'une certaine dose d'action électrique pour l'accomplissement des actes de la vie organique et surtout de la vie de relation est réelle, et qu'un jour viendra où cette action sera éclaircie, prouvée et dirigée à notre profit.

Vent.

Je rencontre ici, dans le programme tracé par les soins de M. le ministre, un article intitulé : *Des vents*. Nous n'en finirions pas et nous n'achèverions pas cette première leçon très-chargée, si je voulais parler des vents à tous les points de vue qui peuvent éclairer leur histoire.

Vous savez que les vents ne sont que des courants de couches d'air plus denses, rencontrant des couches d'air moins denses.

Les vents, par leur action mécanique, peuvent brusquement supprimer des sueurs abondantes, et, en les chassant de la circonférence au centre, donner naissance à des angines, à des douleurs rhumatismales, à des fluxions de poitrine, à des névralgies, etc., suivant les prédispositions personnelles des individus qu'ils atteignent. Ils peuvent, comme ceux qui apparaissent si souvent dans nos pays, apporter l'humidité et à sa suite le cortége des maladies qu'elle engendre. Ils peuvent parfois aussi devenir les messagers ou plutôt les conducteurs de principes morbides et transporter les matériaux divers qui peuvent altérer l'air.

Altérations principales de l'air.

L'air peut être, en effet, altéré dans sa pureté, et il peut l'être de différentes manières.

Tantôt il est altéré parce qu'il a été dépensé, et qu'à la place de l'air respirable, il y a trop d'air respiré ; parce que l'air dont nous vous avons fait connaître la composition se trouve remplacé par trop d'acide carbonique et de vapeur d'eau ; c'est cette impureté qui frappe l'air des grandes réunions d'hommes, dans les théâtres, par exemple, pendant une représentation prolongée, et dans une trop grande réunion d'hommes dans les chambres à coucher trop étroites ou trop basses d'étage, dans celles surtout où sont logés un nombre d'individus trop grand pour le cube d'air à respirer, dans les hôpitaux encombrés et mal ventilés, dans tous les appartements où l'on a passé la nuit, et où cette viciation ne fait que s'accroître, si l'on néglige de renouveler l'air et de substituer à l'air respiré de l'air respirable, de l'air neuf, si je puis m'exprimer ainsi, en ouvrant les croisées.

L'air peut encore être altéré par la présence de gaz insalubres, par l'hydrogène carboné, comme dans les houillères, par l'hydrogène phosphoré dans les lieux qui avoisinent les cimetières, par du gaz hydrogène sulfureux qui s'exhale des vidanges mal entreprises et des latrines mal construites, par des décompositions de matières animales ou végétales en putréfaction, par les effluves qui se dégagent des marais et des eaux stagnantes, par des miasmes de diverses natures.

Ces miasmes, que nous ne pouvons ni saisir, ni analyser, ni peser, que le microscope lui-même, malgré ses prétentions, n'a pu surprendre, mais dont nous constatons les effets, produisent sur les bords du Mississipi la fièvre jaune, sur les bords du Nil la peste, dans le Delta du Gange le choléra, dans la campagne de Rome, dans les environs de Mascara et chez nous-mêmes, la fièvre intermittente et toujours avec une marque nationale qu'elles puisent dans les climats où ces maladies prennent naissance.

Je viens de prononcer un mot que je suis chargé de vous définir.

Climat.

Le climat n'est pas pour l'hygiéniste une simple délimitation géographique ; il est un total, si je puis m'exprimer ainsi, de circonstances et de conditions telles que sa définition, au point de vue hygiénique, me paraît absolument impossible.

La température, l'humidité, la position, la configuration, l'existence des montagnes, celle des plaines, le cours des rivières, etc., sont les éléments qui constituent le climat et qui expliquent suffisamment la difficulté de sa définition.

Quoi qu'il en soit, les hygiénistes divisent les climats en climats chauds, froids et tempérés.

Nous vivons dans un climat tempéré dont l'action bienfaisante n'est pas étrangère à la production de notre richesse agricole et de notre fortune intellectuelle.

C'est grâce à cette fertilité de la terre et à cette fécondité des intelligences que notre pauvre France se relève toujours avec courage de ses désastres les plus cruels.

Pour achever de remplir le programme de cette première leçon, je n'ai plus qu'à vous dire un mot, mais un seul sur les endémies et les épidémies.

Ces deux mots grecs, selon moi mal arrangés, s'appliquent à deux ordres de maladies.

Endémie.

Les endémies sont celles qui existent habituellement dans une localité ; ce sont celles que nous voyons chaque jour et qui sont propres à telle ou telle contrée.

Une des maladies les plus endémiques de notre département, et surtout de certaines contrées de notre département, c'est la fièvre intermittente, et elle est tellement endémique, qu'elle existe, non-seulement dans sa pureté pathologique, mais que le plus souvent elle impose sa forme aux maladies qui lui sont le plus étrangères.

Epidémies.

Les épidémies, au contraire, sont celles qui arrivent comme des inconnues ; ce sont des étrangères, des voyageuses qui viennent accidentellement et passagèrement visiter tantôt une contrée, tantôt une autre.

Elles sont toujours des fléaux, qu'elles s'appellent choléra, fièvre jaune, typhus, suette miliaire, variole ; elles déciment quelquefois les armées, elles sont l'effroi des populations, et l'histoire les enregistre.

DEUXIÈME LEÇON

Des habitations (sol, exposition, ventilation, chauffage, éclairage, propreté).
Causes d'insalubrité.
Vêtements : modifications selon les âges, les saisons, les climats, le temps.
Soins du corps : Cosmétiques, bains de propreté en général.

MESSIEURS,

Dans notre première leçon nous avons étudié les divers agents qui exercent leur influence sur l'homme. Nous avons vu de quelle façon et dans quelles conditions cette influence était salutaire et en même temps comment cette action bienfaisante devenait préjudiciable à la santé dans certaines circonstances que nous avons tâché de vous faire connaître ; en un mot, à quel moment et dans quelle mesure se manifestait le bienfait, et dans quel moment aussi et dans quelle mesure apparaissait le danger.

Le mal étant signalé, il s'agit de chercher et de trouver, non pas le *remède,* mais bien le *préservatif ;* — car c'est précisément la différence qui existe entre le remède et le préservatif qui établit la différence qui existe entre la thérapeutique et l'hygiène. — La thérapeutique combat le mal, l'hygiène le prévient ; l'une représente les moyens répressifs, l'autre les moyens préventifs.

Des habitations.

Il vous paraît tout simple d'être logé comme vous l'êtes, d'entrer chez vous par une porte large et haute, de vous éclairer en ouvrant vos croisées, de vous chauffer à votre cheminée, de vous coucher dans un bon lit placé dans une excellente chambre à coucher ; d'avoir chez vous de larges corridors, une antichambre, une salle à manger, un salon, un cabinet de travail, une salle de bains peut-être, et enfin de jouir d'une installation domestique où se trouvent rassemblées, je ne dis pas les élégances, mais au moins toutes les commodités de l'habitation. Et pourtant, messieurs, l'homme n'est pas arrivé d'emblée à ce comfort qui paraît si naturel ; l'homme de l'âge de pierre couchait, mangeait et dormait dans des excavations rocheuses ; l'homme des Eyzies habitait des cavernes, et si vous faites jamais ce court et charmant voyage des Eyzies, vous verrez comment se logeaient nos ancêtres. L'homme a habité des troncs d'arbres, des huttes, des cabanes faites de terre et de plantes ; un jour il a inventé la tente, et à ce moment la tente des peuples pasteurs a été l'expression véritable du progrès. Mais lorsque l'homme a senti se développer en lui et s'accroître le double sentiment de la propriété et celui de sa propre conservation, lorsqu'il a éprouvé le désir de conserver le fruit de son travail, lorsque le champ qu'il avait cultivé lui a apparu comme une œuvre à la fois utile et pleine de charmes, lorsqu'il a compris qu'il en était le légitime et incontestable propriétaire, lorsque son cœur lui a rappelé qu'il était le chef d'une famille, qu'il avait à protéger et à défendre contre le froid, contre la chaleur, contre la pluie et contre les ennemis de toute nature, ce jour-là l'homme a inventé, passez-moi le mot, il a inventé la *maison*.

La maison n'a pas toujours été ce que vous la voyez aujourd'hui. Je ne veux pas vous faire l'histoire de ses perfectionnements successifs; nous quitterions l'hygiène pour tomber dans l'architecture. Sachez pourtant que l'habitation de l'homme est toujours l'expression certaine du degré de civilisation qu'il a atteint; entre les commodités hygiéniques de sa demeure et le moment du progrès social où il vit, il y a une correspondance incontestable. Comparez la maison romaine, telle que l'ont découverte les fouilles de Pompeï, avec la noire, obscure, humide et sotte maison du moyen-âge; mettez en présence la disposition, non pas seulement de celle des patriciens, mais encore de celle des boutiquiers de l'endroit avec celle du moyen-âge ; lisez dans les précieuses recherches de M. Ampère la description de la maison d'un simple marchand de poivre dont le nom m'a échappé. Vous y retrouverez le protyrum ou vaste corridor, l'atrium, le péristyle, le triclinium et toute cette charmante ordonnance d'où résulte la plus sage, la plus savante, la plus hygiénique distribution d'air et de lumière. Consultez, au contraire, vos souvenirs, si dans les voyages ou chez vous-mêmes vous avez pu rencontrer une maison du douzième ou treizième siècle ; consultez au moins les tableaux ou les descriptions, lisez surtout, dans l'un des livres de M. Viollet-le-Duc, la peinture navrante de la maison et de la rue du moyen-âge, et vous découvrirez des fantaisies architecturales qui frapperont peut-être l'artiste et l'archéologue, mais ces portes basses et étroites, mais ces escaliers humides, tournants et dangereux, ces fenêtres ogivales recouvertes de plus de plomb que de verres, par où n'arrivent ni la lumière ni l'air, tout révèle ici qu'un sentiment seul, un sentiment de défiance a présidé à ces constructions et dominé toute préoccupation hygiénique.

Voyons donc, messieurs, ce que doit être une maison moderne au point de vue de l'hygiène, et tâchons, pour que sa construction soit conforme au but que nous étudions, de tirer des considérations développées dans la première leçon des préceptes qui ne seront, vous le verrez, que leur corollaire pratique.

Sol.

Il faut d'abord que la maison ne soit pas humide, et si le sol sur lequel des circonstances de diverses natures imposent l'obligation de construire, si ce sol est humide, il faut commencer par établir des sous-sols communiquant avec l'extérieur par des ouvertures aussi nombreuses et aussi larges que possible, par lesquels l'air puisse facilement et librement pénétrer. Ces sous-sols doivent se terminer en voûte. La maçonnerie, comme celle de la maison entière, doit être composée de matériaux neufs et réfractaires à l'humidité ; le mortier doit, au moins jusqu'au rez-de-chaussée, être fait avec la chaux hydraulique. La chaux hydraulique seule est employée par les ingénieurs de toutes les compagnies de chemins de fer ; toutes leurs gares, leurs ateliers, les plus petites stations, les modestes maisonnettes des gardes-lignes sont bâties avec du mortier où entre seulement et exclusivement la chaux hydraulique. Cet élément répond si bien à cette double indication, *la solidité du bâtiment et la santé de l'homme*, que son emploi est devenu général, même dans les constructions privées.

Le sol qui entoure l'habitation peut être planté d'arbres; cette plantation, à une distance convenable, a évidemment son utilité. Les arbres, en purifiant l'air, sont une cause de salubrité à laquelle nous sommes loin de contredire, et dont nous sommes les partisans convaincus. Mais il ne faut pas que cette plantation soit trop rapprochée de la maison, et que les arbres, par leur trop grand nombre et leur feuillage trop touffu, empêchent l'accès de l'air et de la lumière, et soient, par conséquent, dans le cas d'engendrer l'humidité.

Exposition.

La meilleure exposition d'une maison serait celle qui, carrée et isolée par tous ses côtés, aurait les quatre expositions. Des ouvertures pratiquées sur chaque façade faciliteraient de la façon la plus complète l'aération des appartements et permettraient d'habiter les chambres du midi pendant l'hiver et celles du nord pendant l'été; mais, destinés pour la plupart à nous fixer dans une rue ou sur une place, nous ne pouvons, à cause de la contiguité des maisons voisines, prétendre à de pareils avantages.

Qu'il nous suffise de vous dire que les meilleures expositions sont celles de l'est, d'abord, et celles du sud ensuite. Les hommes des Eyzies avaient eu cette inspiration hygiénique ; leurs cavernes étaient toutes, comme vous pouvez le voir, exposées à l'est et au sud ; ils réservaient le nord et l'ouest à leurs sépultures.

Il faut éviter, dans nos climats surtout, l'exposition du sud-ouest ; les vents du sud-ouest sont en effet ceux qui soufflent le plus sur nos contrées et qui conduisent avec eux toujours ou presque toujours les pluies et l'humidité. Ai-je besoin de dire que ces préférences ne doivent avoir rien d'absolu ; qu'une foule de circonstances peuvent les modifier ou les renverser ; que les hommes du midi choisiront le plus souvent et choisissent souvent l'exposition du nord, et ceux du nord, celle du midi, et que, dans le même climat, nous varions, quand nous le pouvons, nos demeures suivant les saisons, et d'une façon conforme à celle qu'indique la variété du climat.

Il est difficile, il est impossible de déterminer la dimension d'une maison ; elle doit être certainement aussi vaste que possible, mais cette dimension est évidemment proportionnelle à la quantité des personnes qui doivent l'habiter, aux exigences professionnelles de ces mêmes personnes, à la nature et au nombre de leurs relations et à bien d'autres circonstances qu'il est facile de deviner. Mais ce qu'il vous est facile de comprendre, c'est que l'escalier doit être large et éclairé, c'est qu'il faut que les portes et les croisées aient une hauteur et une largeur capables de faire arriver dans les appartements une grande abondance d'air et de lumière; c'est que les chambres à coucher surtout soient assez spacieuses et d'une hauteur d'étage suffisante pour que la personne ou les personnes qui doivent y passer de 7 à 8 heures aient chacune 60 mètres et même 80 mètres cubes d'air à dépenser pendant ce laps de temps.

Et à ce propos, messieurs, je ne résiste pas au besoin de médire de l'alcôve et même des rideaux qui entourent le lit; l'alcôve et les rideaux emprisonnent l'air, empêchent sa libre circulation et sont un obstacle sérieux à cet indispensable aliment de l'appareil respiratoire. Cette attaque, que vous pouvez trouver imprévue, n'est ni une fantaisie, ni une singularité. Et quoiqu'elle n'ait été encore entreprise, je crois, par aucun hygiéniste, je n'entends pas et je ne crois pas faire œuvre d'originalité en vous conseillant de proscrire et les alcôves et les rideaux qui entourent le lit. — Pour moi, dans ma pratique, je n'ai jamais manqué et je ne manque jamais de conseiller cette proscription, et pour ce qui me regarde personnellement, je n'ai jamais admis ni l'un ni l'autre. A l'hôpital militaire de Périgueux, j'ai conseillé la suppression des rideaux, et à l'insistance des intendants, j'ai toujours cru devoir opposer la mienne. Cette lutte, qui remonte à quelques années, a dû certainement être signalée à Paris, et j'ai lieu de croire que la victoire m'est restée, car il ne m'arrive plus depuis longtemps de réclamation à ce sujet.

Ventilation.

La ventilation a pour but de renouveler l'air usé, consommé, si je puis m'exprimer ainsi, et de lui substituer un air nouveau.

Le moyen le plus naturel et le plus simple est d'ouvrir les croisées, quelle que soit la rigueur de la température ; il faut, le matin, remplacer l'air que nous avons respiré par l'air que la respiration n'a pas encore entamé, par l'air du dehors. Dans les appartements où se trouvent des croisées disposées face à face, le procédé le plus puissant et le plus simple pour établir ce courant d'échange, c'est de les ouvrir en même temps.

La ventilation s'opère aussi très-naturellement et d'elle-même par la cheminée, en hiver surtout, lorsqu'elle est chauffée, car l'air froid de la partie supérieure vient, à chaque instant, prendre la place de l'air chaud et altéré des parties inférieures.

Dans les hôpitaux, dans les théâtres, dans les édifices publics, dont la destination est de réunir de grandes agglomérations d'hommes, ces procédés seraient insuffisants, et il faut recourir à des vasistas, à des cheminées d'appel et à de puissants appareils dont la description serait ici déplacée.

Récemment, dans notre lycée, la commission d'hygiène, provoquée par la sollicitude de M. l'inspecteur d'académie et de M. le proviseur, s'est occupée de rechercher les moyens d'aérer l'un de vos dortoirs et d'augmenter ainsi pour chaque élève la quantité et la qualité d'air à respirer.

La maison doit être aussi construite de telle façon qu'elle puisse protéger l'homme contre les rigueurs du froid et contre les ardeurs du soleil ; il faut que le toit, qu'il soit recouvert de tuiles, d'ardoises et surtout de zinc, soit séparé des chambres qui peuvent exister dans les combles par un plafond dont l'épaisseur soit un abri suffisant contre ces excès opposés de température.

Le choix des matériaux a une importance réelle. Les maisons en brique, les maisons en plâtre ne valent pas nos maisons construites soit avec des pierres de taille, soit avec des moëllons; mais, à côté du choix des matériaux, il ne faut pas négliger de donner aux murs une épaisseur qui puisse assurer un abri convenable contre les chaleurs de l'été et aussi contre les rigueurs de l'hiver.

Chauffage.

L'hiver, en effet, nous oblige à rechercher les moyens de résister à ses sévérités et aussi à ses dangers. Le poêle, la cheminée, le calorifère n'ont pas toujours existé ; avant l'apparition de ces procédés plus ou moins perfectionnés de chauffage artificiel, l'homme se contentait de jeter dans sa hutte, dans sa cabane le bois destiné à être brûlé, se bornant à pratiquer à la partie supérieure de la pièce chauffée une ouverture, qui ne donnait qu'une issue bien incomplète à la fumée et aux gaz produits par la combustion. C'est pour s'abriter contre les inconvénients de plus d'une sorte résultant de cette impuissante ventilation qu'il a cherché et rencontré le brasero espagnol, dont il faut se défier à cause de la quantité d'acide carbonique à laquelle il donne naissance ; le poêle, qui chauffe très-bien, mais qui, empruntant trop d'oxygène à la chambre où il est placé, peut occasionner de véritables dangers, des céphalalgies, des oppressions, des syncopes, des étourdissements si la prise d'air est insuffisante ; la cheminée qui, quoique chauffant inégalement et incomplètement l'appartement où elle se trouve placée, me semble d'abord le moyen de chauffage le plus approprié à nos habitudes et à nos climats et aussi le moins dangereux, parce qu'il est tout à la fois un appareil de chauffage et un appareil de ventilation ; le calorifère enfin qui est le dernier venu dans la série des perfections, et qui est comme l'expression dernière du progrès, mais qui, selon moi, n'est pas exempt de défauts nombreux. Il arrive que, par une circonstance ou par l'autre, la température s'élève à un degré préjudiciable et qu'elle se produit d'une façon d'autant plus perfide, qu'elle est plus agréable. Il est raisonnable, en effet, de ne pas dépasser 12 degrés centigrades, et pourtant il peut survenir parfois, et moi-même j'en ai été le témoin fatigué, il survient, dis-je, cet inconvénient, que, sans que l'on s'en aperçoive, cette chaleur s'élève à 17 et 18 degrés. Cette chaleur exagérée peut être directement la cause d'accidents réels et immédiats et aussi la cause d'accidents éloignés. Qui ne conçoit en effet que le passage brusque de cette température à outrance à une température de décembre, peut occasionner de rapides et foudroyantes répercussions de la peau vers les organes internes, et occasionner les maladies les plus redoutables et les maladies de poitrine surtout ?

Aussi, messieurs, je ne saurais trop vous recommander, lorsqu'il vous arrivera de quitter des appartements chauffés par ce procédé, de vous couvrir outre mesure, et de marcher avec toute la vitesse dont vous serez capables, à moins que vous ayez la bonne fortune d'entrer, en sortant, dans une voiture fermée.

Outre le bois, qui est le combustible le plus en usage dans nos pays, on se sert aussi de la houille. Cette substance est certainement un excellent combustible ; elle produit une très-grande quantité de calorique ; mais elle a l'inconvénient de dégager une huile empyreumatique désagréable et de causer, chez quelques personnes, des maux de tête, des vertiges et de rendre, plus que toute autre substance, les courants d'air dangereux.

Eclairage.

Dieu, messieurs, a doué l'homme d'une grande activité et d'une grande sociabilité. L'homme est né laborieux, et il a de nombreuses facultés, auxquelles il doit donner une légitime satisfaction ; il a l'intelligence qui lui a permis d'asservir et d'accommoder à ses besoins, non-seulement la nature inerte, mais encore tous les êtres inférieurs de la série animale ; mais il a aussi le privilége de communiquer par la parole ses pensées, ses sentiments et ses affections, et, avec cette précieuse faculté que lui seul possède, l'irrésistible besoin d'établir des relations avec ses semblables. Aussi, messieurs, l'homme eût-il été dans une grande oisiveté, si, dans les longues nuits d'hiver, il n'eût pas trouvé par des procédés artificiels le moyen d'allonger la lumière du jour. Soit qu'il travaille de ses mains, soit qu'il travaille avec son intelligence, soit qu'il ait simplement besoin des délassements qu'il trouve dans le foyer domestique, soit que sa vie plus élargie, plus compliquée, ait besoin de plus vives, de plus bruyantes récréations, il lui faut suppléer à la lumière disparue par une lumière inventée.

Les premiers hommes se contentèrent d'abord de la lumière de leur foyer allumé ; mais cette lumière ne leur suffit bientôt plus. L'homme fabriqua d'abord des torches ; il s'adressa à la résine, puis au suif, à la cire, à l'huile, au gaz hydrogène, à cette affreuse huile de pétrole, à l'électricité. — La chandelle a à peu près disparu et s'est réfugiée chez les classes pauvres ; sa malpropreté, son odeur nauséabonde rendaient son usage à la fois désagréable et malsain. La bougie donne plus de lumière, et, si elle a quelques-uns des inconvénients que nous avons reprochés à la chandelle, ils sont bien moins considérables.

Les lampes éclairent et chauffent avec une grande puissance, et, comme dans les lampes, dans la lampe Carcel, la combustion de l'huile est à peu près complète, il n'en résulte ni production de fumée, ni production d'huile empyreumatique pouvant vicier l'air de l'appartement. Ai-je besoin de vous parler des dangers qui s'attachent à l'éclairage par l'huile de pétrole? Quoi qu'on puisse dire, et quelles que soient les précautions dont on entoure les lampes à pétrole, ces dangers doivent être signalés ; les accidents ont été nombreux, et ils se renouvelleront certainement. L'éclairage au gaz est le plus beau ; mais il n'est pas sans inconvénients, et il peut créer, par les fuites à travers les canaux percés, de véritables périls. Les personnes qui, par leur profession ou par leurs goûts, vivent longtemps au milieu de cet éclairage, sont exposées à une foule de maladies diverses et entre autres surtout à des ophthalmies des paupières très-tenaces, très-rebelles, et contre lesquelles échoueraient les médications les plus énergiques, si le malade ne se décidait préalablement à se soustraire à la cause du mal.

Je ne vous parlerais pas de la lumière électrique, sur laquelle les hygiénistes n'ont encore rien dit, si je n'avais éprouvé moi-même un peu de fatigue dans la vision, pour le peu de temps que je m'y suis trouvé exposé. Une fois, il y a environ quatre ans, j'ai vu le boulevard Montmartre éclairé par la lumière électrique ; une seconde fois, j'ai assisté au travail nocturne des ouvriers maçons et charpentiers occupés à la construction du bâtiment destiné à l'installation du nouveau *Moniteur*. Ce chantier et les boulevards se trouvaient parfaitement éclairés ; les ouvriers travaillaient avec une liberté d'allures et de mouvements égale à celle qu'ils déploient dans les travaux du jour; les promeneurs du boulevard se voyaient et se distinguaient parfaitement les uns les autres; on pouvait lire un journal. Mais cette lumière, qui tient le milieu entre celle que donne le soleil et celle que donne la lune, a quelque chose de triste et d'étrange, et, pour moi, il me semble que, si j'avais prolongé ma halte dans cette lumière fantastique, mes yeux en auraient souffert.

Propreté.

Il ne suffit pas, messieurs, que l'emplacement de la maison soit bien choisi, que son exposition en soit convenable, qu'elle soit bien chauffée et bien éclairée; il faut encore que la propreté y règne. Il faut débarrasser l'habitation des poussières de diverses natures qui s'attachent au plancher, au plafond, aux meubles; il faut laver à grande eau l'escalier, la cour, les corridors; il ne faut jeter dans la cour ni matières végétales, ni matières animales, ni eaux de ménage, et éviter surtout leur séjour trop prolongé.

Causes d'insalubrité.

Les causes d'insalubrité sont, en effet, la négligence de ces soins de propreté; la stagnation, devant les façades des maisons et dans leur cour, des eaux et des substances dont la fermentation putride engendre de véritables poisons. Les gens de la campagne ont la mauvaise habitude d'accumuler devant leur maison les fumiers provenant des matières stercorales et des litières de leur grange ; il faut agir contre cette cause d'insalubrité de toute l'énergie et de toute l'autorité de votre influence.

La propreté, messieurs, c'est la santé ; ce n'est pas seulement la santé, c'est la gaieté de l'habitation. La propreté, pour moi, c'est la véritable en même temps que la facile élégance. Une maison de médiocre apparence bien tenue, bien lavée, bien balayée, me réjouit plus et m'attire davantage qu'une maison prétentieuse avec des dorures salies, avec des ornements malpropres. Je ne cesse de le dire aux pauvres et aux classes ouvrières ; je n'ai cessé et je ne cesse de dire dans la rue Neuve, cette véritable truanderie de Périgueux : « Vous avez de l'eau à discrétion et les balais ne sont pas chers. Avec la propreté vous n'aurez pas atteint sans doute toutes les causes qui peuvent altérer vos santés, celles surtout de vos enfants ; mais vous aurez fait cesser celle qui contribue le plus à engendrer ces ophthalmies scrofuleuses, ces affections chroniques du cuir chevelu, ces engorgements du col et toutes les affections qui règnent endémiquement dans le quartier. »

Vêtements.

De tous les moyens destinés à garantir l'homme contre les influences exagérées des agents qui l'entourent ou de suppléer à l'insuffisance de leur action, le vêtement est le plus immédiat et le plus personnel. La substance qui le compose et sa forme plus ou moins particulière varient suivant les âges, suivant les saisons et suivant les climats. Dieu a pourvu les animaux d'enveloppes particulières adaptées aux contrées qu'ils habitent. L'homme, destiné à se mouvoir, à se déplacer suivant les besoins de ses affaires, suivant les curiosités de son intelligence, suivant ses nécessités commerciales ou scientifiques qui le poussent au nord, au midi, à l'orient, à l'occident, a dû chercher des vêtements qui pussent s'accommoder aux pays vers lesquels le poussait cette faculté de locomotion illimitée.

L'homme, obligé de découvrir les vêtements les mieux en rapport avec la température, avec la chaleur, le froid, l'humidité, n'est pas arrivé d'un seul coup à la perfection du costume moderne qui, malgré des bizarreries plus ou moins laides et des défauts hygiéniques plus ou moins nombreux, répond mieux que le costume antique au but protecteur qu'il est chargé de fournir à l'homme.

Nous savons aujourd'hui que les meilleurs conducteurs du calorique sont le lin et le coton; les plus mauvais, la soie et la laine. C'est donc dans cet ordre que doivent être rangés les vêtements plus ou moins chauds. Les vêtements de laine, comme les draps, sont ceux qui nous abritent le mieux contre le froid; la soie, moins que la laine, mais plus que le coton; le coton, moins que la soie, mais plus que le lin.

Mais n'oublions pas, à côté des précieuses qualités de caloricité que la laine possède, d'en signaler une qui lui est spéciale, celle d'irriter d'une façon presque insensible, mais continuelle, la peau sur laquelle elle est appliquée et d'entretenir ainsi au profit des organes internes une excitation périphérique des plus salutaires. Aussi, c'est à cette substance qu'il faut s'adresser lorsque, soit à l'aide d'un gilet, soit à l'aide d'une chemise, soit à l'aide des bas, on veut produire ce mouvement si éminemment hygiénique, que le gilet de flanelle, qui n'était autrefois que le vêtement du malade, est devenu à peu près celui de tout le monde.

Le cuir, étant un mauvais conducteur du calorique, constitue contre le froid une excellente chaussure.

Modifications selon les âges, les saisons, les climats, le temps.

La couleur des vêtements a son importance ; plus leur couleur est foncée, plus ils retiennent le calorique. Je n'insiste pas sur ce point qu'a dû éclairer l'enseignement du cours de physique ; seulement, qu'il reste dans vos esprits cette conséquence pratique, c'est que la couleur blanche convient aux vêtements destinés à lutter contre les températures élevées, et les couleurs foncées à ceux que nous devons choisir pour résister aux froids rigoureux.

J'aime mieux m'appesantir sur quelques détails du costume introduits dans nos usages ou légèrement par la mode, ou sérieusement par de salutaires indications.

Je rencontre ici avec bonheur l'occasion de mal parler de cette grosse cravate qui porte le nom de cachenez ; ce cachenez possède à priori des inconvénients que ne confirme que trop la pratique de notre art. Il appelle, par sa chaleur, le sang vers la gorge et vers la tête ; il emprisonne les produits de la respiration et de la perspiration ; il obstrue la libre circulation de l'air et vicie celui qui arrive. Sa suppression volontaire ou par omission occasionne des angines fâcheuses et des toux opiniâtres ; son emploi persistant donne des céphalalgies, des étourdissements, et n'est peut-être pas étranger à la production de véritables congestions cérébrales.

La mode, au contraire, a substitué à l'épaisse cravate d'autrefois, qui comprimait les artères et les veines du col, une cravate légère que l'hygiène accepte et recommande comme exempte de tous les inconvénients que nous venons d'indiquer. Cet éloge que nous lui accordons avec empressement doit vous faire comprendre combien sont fâcheuses toutes les parties du vêtement qui compriment soit les gros vaisseaux, soit les organes essentiels à la vie. Je ne veux, certainement, abolir ni les jarretières, ni les bretelles, ni les corsets ; mais que leur emploi soit au moins raisonnable et mesuré !

Ne savez-vous pas que la philosophie a un jour pris les devants sur l'hygiène en flétrissant ces affreux maillots qui emprisonnaient et qui emprisonnent malheureusement encore dans les classes pauvres les nouveau-nés, qui compriment leurs poumons, leurs bras, leurs jambes et les condamnent à la plus douloureuse et à la plus périlleuse des immobilités ?

Ce que je viens de vous dire à propos de l'enfant me fait songer que j'ai négligé une partie du programme, celle qui vise les âges. Elle a pour le cours dont il s'agit si peu d'importance, que, tout en me la reprochant, je m'explique pourtant cette omission. Qu'il me suffise, messieurs, de vous dire que les enfants et les vieillards, fabriquant moins de calorique que les adultes, doivent être vêtus plus chaudement. Aussi, messieurs, je n'ai jamais pu m'expliquer le succès de cette importation anglaise qui consiste à laisser nues en hiver surtout les jambes des petits enfants; heureusement, je le crois du moins, le bon sens a triomphé de cette mode, venue précisément de pays froids et humides, et cet usage tend à disparaître chaque jour.

Soins du corps : cosmétiques.

J'aborde maintenant les cosmétiques, puisqu'ils figurent dans le programme. Cette raison seule m'y conduit, car je voudrais, pour ce qui me regarde, voir supprimer ce titre de chapitre dans les traités et dans les cours d'hygiène. Les cosmétiques, avec qui l'hygiène n'a pas d'affaire, ont existé dans tous les temps et chez tous les peuples plus ou moins perfectionnés, plus ou moins délicats.

Les peintures plus ou moins grotesques, les tatouages coloriés dont s'affublent les peuples sauvages, ne sont pas de beaucoup plus ridicules que les pommades, les onguents, les poudres et les couleurs ou les parfums destinés à répondre à cet humain et impérieux besoin de paraître beau, surtout quand on ne l'est pas, jeune quand on est vieux. Si encore le succès répondait aux efforts ! mais il y a une harmonie si merveilleusement arrangée entre la netteté de la peau, la vivacité de l'œil, la couleur des cheveux, que, par la teinture des cheveux, par la coloration du visage, par le déplissement artificiel des rides, au lieu d'introduire un embellissement, vous apportez une dissonnance qui ne fait qu'accroître le mal auquel on tente de porter remède. En flétrissant le maquillage des dames romaines, Juvénal n'était pas seulement un moraliste, il était un hygiéniste ; car ces cosmétiques, sans qu'on puisse dire qu'ils sont absolument périlleux, enlèvent à la longue, à la peau sa souplesse, et donnent naissance souvent à des éruptions qui quelquefois revêtent une forme dartreuse.

Proscrivons donc les pommades, les huiles et tout cet ensemble d'artifices à la fois mensongers et malsains. Admettons tout simplement le savon, qui est un indispensable moyen de propreté, et le vinaigre plus ou moins parfumé, si vous voulez, qui donne de la tonicité à la peau et peut rendre quelquefois l'action du rasoir moins douloureuse et plus facile.

Bains de propreté en général.

Admettons aussi et vantons surtout les bains, sur lesquels une leçon ne suffirait pas, si nous voulions vous faire leur histoire et vous raconter leurs nombreuses variétés. En été, les bains froids, les bains de rivière sont excellents, non-seulement au point de vue de la propreté, mais ils sont un précieux tonique ; ils accroissent les forces musculaires, ils éveillent l'appétit et sont, de cette façon, un réparateur précieux. Les bains tièdes apaisent les excitations du système nerveux, et sont rangés parmi les moyens sédatifs. Il faut se défier des bains trop chauds, qui accélèrent le pouls, rougissent la peau, appellent d'inopportunes transpirations, et peuvent favoriser ou produire de véritables congestions.

Quels qu'ils soient, froids, tièdes ou chauds, ils sont indispensables à la santé ; ils nettoient un des organes excréteurs les plus puissants, la peau, ouvrent ses pores bouchés par les produits de la perspiration desséchée, réveillent cette fonction arrêtée et font naître ce sentiment que vous avez certainement éprouvé, celui que donne la propreté du corps, et qui n'est pas sans quelque analogie avec cette satisfaction que donne aussi cette autre propreté, l'*honnêteté*, que j'appellerais volontiers la propreté de l'âme, si je ne craignais de terminer cette leçon par une comparaison un peu prétentieuse, et, je l'avoue, un peu risquée.

TROISIÈME LEÇON

Aliments : nature et qualité des divers aliments, leur appropriation aux âges, aux tempéraments, aux professions, aux climats.
Conditions d'une bonne digestion.
Conserves alimentaires.
Altération et falsification des aliments.
Régime alimentaire.

MESSIEURS,

Nous avons, dans nos précédentes leçons, étudié les modificateurs naturels qui exercent leur influence sur la surface extérieure de l'homme, et auxquels il est convenu de donner le nom de *circumfusa;* nous avons étudié également les agents artificiels que crée l'homme pour se protéger contre l'influence exagérée de ces agents, ou pour suppléer à l'insuffisance de leur action, et qui portent le nom d'*applicata*. Aujourd'hui, nous avons à examiner à l'aide de quels moyens l'organisation humaine fabrique son calorique, ses forces, à l'aide de quelles ressources elle répare ses pertes, à rechercher, en un mot, la nature de ce combustible qui chauffe cette chaudière vivante de la même façon que le charbon alimente la machine à vapeur.

Aliments. — Nature et qualité des divers aliments. — Si j'ai bien compris le sens des termes indiqués dans le programme et qui sont les suivants : *Aliments. — Nature et qualité des divers aliments*, je ne pourrai parler convenablement des aliments qu'après leur avoir fait subir une division sous laquelle se rangeront aisément les qualités qui correspondent à chacune des catégories qu'aura produites cette séparation. Tout ce que nous pouvons dire d'une façon générale sur les aliments, c'est qu'ils sont les matériaux destinés à entretenir les fonctions des organes, à subvenir à la déperdition qu'ils subissent dans leurs forces et dans leur plasticité, et, dans certains cas, à accroître l'énergie de ces forces en augmentant le volume de ces organes.

Si nous nous placions à un point de vue exclusivement scientifique, nous diviserions les aliments en aliments respiratoires et en aliments plastiques; mais sans compter les difficultés de plus d'une sorte dont cette division ne serait pas exempte, je trouve plus simple, plus clair et surtout plus conforme à la nature de ce cours, de les diviser suivant leur origine.

L'homme, en effet, emprunte ses aliments au règne végétal, au règne animal et même un peu au règne minéral.

Aliments minéraux.

Non, ce n'est pas un peu, je me trompe; il emprunte beaucoup au règne minéral, car nous avons du fer dans le sang, nous avons du soufre, des sels de magnésie, nous avons des sels de chaux dans le système osseux; il faut donc que l'homme entretienne ces éléments, qu'il vienne au secours d'incessantes déperditions, qu'il en recueille pour certaines réparations, comme dans les cicatrices des plaies ou des fractures; il lui en faut pour suffire au développement des os pendant la croissance; seulement il ne les saisit pas sous leur forme métallique, car, sous cette forme, ils ne seraient que des corps étrangers réfractaires à l'assimilation. Mais l'eau, cet aliment de la soif, non-seulement indispensable pour répondre à cet impérieux besoin, plus impérieux, plus vif peut-être que celui de la faim, l'eau si nécessaire à la nutrition, puisqu'elle se montre dans tous nos tissus, puisqu'elle existe dans les muscles, dans le cerveau, dans les os eux-mêmes, puisqu'elle est un des éléments les plus importants des liquides animaux, puisqu'elle existe en une quantité considérable dans le lait, dans le sang, dans la lymphe, l'eau, dis-je, n'est pas seulement pour l'homme un véritable aliment, elle est encore le conducteur précieux des sels qu'elle contient et sur lesquels l'organisme vient puiser et choisir suivant ses besoins.

Le chlorure de sodium, le sel marin, le sel de cuisine, je n'ai pas peur de dire le mot, car ce mot lui seul exprime sa valeur alimentaire, est certainement l'un des plus précieux éléments de la nutrition fournis par le règne minéral. Ne le regardez pas, en effet, comme un simple assaisonnement culinaire, agréable seulement au goût et seulement destiné à relever la saveur de nos mets; on le retrouve dans le sang, dans la salive, dans la plupart de nos tissus, sans compter que dans la digestion il remplit comme stimulant un rôle certainement indispensable, si précieux, du reste, que les agriculteurs savent bien les services importants qu'il rend à l'alimentation des bestiaux lorsqu'ils assaisonnent les fourrages de sel marin. S'ils en limitent l'usage, il ne faut attribuer cette réserve qu'au prix seul de ce précieux condiment.

L'eau n'est pas, messieurs, le seul agent de transport des matériaux dont nous venons de parler ; les plantes, les végétaux dont nous allons bientôt nous occuper, nous apportent encore des sels nombreux que nous ne voulons, ni ne pouvons énumérer, ni indiquer dans leurs proportions, mais dont il nous suffit de vous signaler la provenance pour confirmer ce que j'ai eu l'honneur de vous dire à propos de la large contribution que l'alimentation impose au règne minéral.

Les substances minérales dont nous venons de nous occuper sont absorbées dans les voies digestives pour rester en partie dans l'organisme ou en être éliminées en quantité assez notable dans les sueurs, dans l'urine aussitôt qu'elles ont rempli leur œuvre et qu'elles n'y sont plus que des corps étrangers devenus inutiles et quelquefois dangereux. Mais une portion s'y installe et s'y fixe provisoirement, au moins comme élément constitutif de nos liquides et de nos tissus.

Aliments végétaux.

Les substances, au contraire, qui tirent leur origine du règne végétal, les fécules, les sucres, les huiles, au lieu de se fixer d'une façon définitive dans nos organes ne font que les traverser ; leur action, pour une partie au moins, est transitoire et leur présence passagère, comme l'acte qu'elles aident à accomplir. Ces substances surtout, je ne dis pas exclusivement, ces substances, dis-je, surtout composées d'hydrogène et de carbone, sont brûlées par l'oxygène que nous prenons à l'air atmosphérique ; elles sont les agents, les auxiliaires au moins de la calorification et de la respiration, et c'est à cause de ce rôle qu'on leur a donné le nom d'aliments respiratoires.

La fécule et le sucre se rencontrent dans presque toutes les plantes ; la fécule constitue le principal élément du blé, du maïs, du riz, des pommes de terre, des haricots et de toutes les légumineuses ; les fruits contiennent surtout du sucre.

Mais, messieurs, ne croyez pas que ces classifications soient la représentation d'une vérité absolue et mathématique. Ces divisions et ces diverses attributions, un peu scholastiques, beaucoup même, sont commodes pour l'enseignement et l'intelligence de la science enseignée : mais, en fait, il est bon que vous sachiez qu'il faut, dans la réalité, corriger ce que de telles affirmations ont de trop exclusif. Le blé, par exemple, cet aliment de toutes les époques, de tous les peuples, de toutes les classes, n'est pas seulement un aliment respiratoire ; il ne contient pas seulement un des principes combustibles et oxydables, il contient de vrais éléments de nutrition réelle, il contient une substance azotée, le gluten, et en quantité notable, si bien qu'avec le blé seul et rigoureusement, très-rigoureusement sans doute, on pourrait se nourrir avec du pain, ce précieux résumé des aliments respiratoires et des aliments azotés. Et ce que je dis du blé, je puis le dire du riz, du maïs, de l'orge, des haricots qui, dans une proportion moindre, sans doute que celle contenue dans le blé, renferment une quantité notable de gluten, assez notable pour qu'il soit juste de leur attribuer, à côté de leurs qualités d'aliments respiratoires, celles d'aliments plastiques.

Les huiles fournies par les noix, les olives, ne peuvent guère servir qu'à l'acte respiratoire ; et, sans remplir un acte sérieux dans l'alimentation, elles sont des condiments précieux, d'agréables assaisonnements de beaucoup de mets, et, à ce titre, elles ont une importance qui ne doit pas être dédaignée.

Aliments du règne animal.

Mais c'est surtout dans le règne animal que l'homme puise ses plus riches aliments, c'est là qu'il va chercher ces substances azotées qui sont la source véritable et sérieuse à laquelle il nous faut emprunter pour l'entretien, pour la rénovation et le développement de nos organes. C'est là qu'il rencontre ces trois éléments : l'*albumine*, la *caséine* et la *fibrine*. Ces trois substances, un peu différentes par leur composition chimique et leur aspect physique, ont pourtant un caractère commun ; l'albumine, contenue dans le blanc et le jaune d'œuf ; la caséine, contenue dans le lait ; la fibrine, dans les muscles, c'est-à-dire dans la viande, représentent certainement chacune une composition chimique particulière, mais toutes ces substances se rapprochent et se confondent sous ce caractère commun, la présence de l'azote. Voici pourquoi le lait, où se trouve la caséine, est un aliment plastique; voici pourquoi les œufs, qui contiennent de l'albumine, sont des aliments plastiques; voici surtout pourquoi les muscles des animaux, où se rencontre la fibrine, sont les plus riches, les plus réparateurs de nos aliments.

Et ici, messieurs, j'ai besoin de revenir sur mes pas et de modifier pour les aliments du règne animal, comme je l'ai déjà fait pour ceux du règne végétal, tout ce que ces divisions obligées pour l'enseignement ont de trop absolu. Les aliments fournis par le règne animal sont surtout et particulièrement des aliments plastiques, mais ils ne sont pas exclusivement composés d'éléments azotés, ils contiennent aussi des matières grasses et des sels minéraux, et jouent par conséquent d'une façon accessoire, secondaire, accidentelle, si vous voulez, le rôle d'aliments respiratoires. Le lait, par exemple, dont la composition chimique s'adapte d'une façon si admirable aux organes débiles de l'enfant nouveau-né, ne contient pas seulement de la caséine; il contient aussi du beurre et des sels minéraux, de telle façon qu'il constitue à lui seul un aliment complet, c'est-à-dire à la fois plastique et respiratoire. Les œufs ne renferment pas seulement une substance azotée, l'albumine; on y découvre aussi des sels minéraux, et la viande enfin, les muscles ne sont pas seulement composés de fibrine, mais encore de graisse, aliment éminemment oxydable. C'est cette graisse qui se loge dans un tissu appelé tissu cellulaire, parce qu'il est composé de petites cellules qui lui servent comme d'entrepôt. Ce tissu cellulaire, rempli de graisse, est en effet un véritable entrepôt d'aliments respiratoires ; cette graisse ne joue pas seulement pour nos organes un rôle protecteur, ni pour nos formes extérieures un remplissage élégant ; pour un motif ou pour un autre, elle constitue une véritable réserve pour les jours où dans certaines organisations particulières, dans les maladies par exemple qui imposent une diète obligée, l'homme ne faisant pas de recettes alimentaires est forcé d'emprunter à lui-même, de se manger lui-même, comme on l'a dit tout à la fois avec beaucoup de sens et beaucoup d'esprit.

Appropriation des aliments aux âges, aux tempéraments, aux climats.

Nous venons d'étudier les aliments dans leur nature et dans leurs qualités. Il nous faut maintenant les étudier dans leur appropriation, suivant les conditions au milieu desquelles l'homme se trouve placé. Dieu, messieurs, n'a pas créé l'égalité physiologique, ni l'égalité régionale. Les tempéraments sont sanguins, nerveux, lymphatiques, ou participent dans de nombreuses nuances de l'un ou de l'autre de ces tempéraments. Certains hommes sont vigoureux, d'une constitution athlétique, d'autres sont débiles, fragiles, quelques-uns sont impressionnables outre mesure, d'autres insouciants jusqu'à l'égoïsme. Tel climat est brûlant et torride comme son nom, tel autre est glacé, celui-ci est sec, celui-là est humide. Vous voyez donc, messieurs, sans que j'aie besoin d'insister, que Dieu n'a créé autour de nous que des différences dont l'alimentation ne peut pas ne pas tenir compte. Et, à côté de ces inégalités originelles et créées par Dieu, l'homme a fourni à son tour un contingent d'inégalités, telles que celles qu'engendrent la profession, l'obligation de devoirs variés, d'habitudes diverses et qui imposent à l'alimentation des appropriations particulières. Ne comprenez-vous pas dès lors que l'alimentation ne peut pas être identique et unique en présence de toutes ces inégalités originelles ou sociales ? Il est donc raisonnable qu'elle soit adaptée à ces diverses situations.

Ages.

Aussi, messieurs, celui qui a créé les différences qui sont inhérentes à l'homme ou aux climats, ou aux âges, n'a-t-il pas manqué d'y pourvoir et d'y accommoder l'alimentation. Quoi de plus merveilleux, en effet, que celle que l'enfant trouve toute faite en venant au monde? Le lait n'est pas seulement par sa forme liquide et par sa composition un aliment délicat, en parfait rapport avec la délicatesse des voies digestives de l'enfant, il est encore un aliment complet, constitué tout à la fois par des éléments respiratoires et des éléments plastiques, par une substance azotée représentée par la caséine et par des substances combustibles, telles que le beurre, le sucre de lait et par des sels. Et cet aliment est complet, parce qu'il doit être le réparateur unique et exclusif du nouveau-né, si exclusif que si par un motif ou à propos d'une circonstance quelconque on se hâte de le nourrir de substances solides, peu en rapport avec la fragilité de ses organes, l'estomac et l'appareil digestif se révoltent et de ce trouble fonctionnel naissent chez l'un des vomissements, chez d'autres des diarrhées incoercibles, et, comme résultat ultérieur, un dépérissement général et souvent la mort.

Et pour terminer en peu de mots la question de l'appropriation des aliments aux différents âges, permettez-moi de vous dire qu'il est bien difficile de faire de cette question complexe une question simple, tellement sont nombreuses les circonstances qui peuvent modifier dans un sens ou dans l'autre les conseils hygiéniques qui conviennent aux différents âges. Mais en isolant l'*âge* des autres conditions devant changer l'accommodation alimentaire qui lui correspond, nous pouvons bien dire d'une façon générale que, depuis l'âge le plus tendre jusqu'à l'âge adulte inclusivement et jusqu'à la vieillesse exclusivement, la nourriture doit s'accroître dans sa richesse et dans sa quantité, de façon à correspondre d'une part aux nécessités de la croissance et d'une autre aux exigences de l'activité que déploie l'homme arrivé à son développement complet, tandis que la vieillesse n'ayant plus à accroître ni ses organes, ni leur énergie, ni à dépenser sa vitalité par le travail, doit être sobre et ne rechercher dans l'alimentation que des matériaux suffisants pour en entretenir et en faciliter le jeu régulier et modéré.

Climats.

La prévoyance, messieurs, qui a présidé à la nourriture du nouveau-né, n'a pas fait défaut aux exigences physiologiques imposées à l'homme par la diversité des climats. M. Michel Lévy fait remarquer dans son *Traité d'hygiène* que dans les régions tropicales, la terre est couverte d'une innombrable quantité de fruits et que le bœuf, le mouton, le cochon y sont maigres et rabougris, tandis que dans les climats tempérés, où les graminées couvrent les champs, ces animaux, trouvant une riche et abondante nourriture, ont une chair plus succulente. C'est que les hommes du soleil, n'ayant pas besoin pour réagir contre le froid de fabriquer du calorique à aussi haute dose que les hommes du Nord ou des climats tempérés, n'ont besoin ni d'une aussi grande quantité ni d'une qualité d'aliments aussi riches. Les habitants des côtes, qui sont en présence du brouillard et d'une humidité continuelle, trouvent dans les poissons une nourriture où abondent les éléments combustibles et qui sont une source précieuse de calorique à opposer au milieu dans lequel ils vivent. Et autour de nous, croyez-vous que la différence des climats n'engendre pas une différence d'alimentation ? A l'Anglais il faut de larges portions de bœuf saignant, des pommes de terre colossales et ces haricots gigantesques qui s'étalent devant son appétit formidable dans les plus médiocres tavernes ; il lui faut des boissons généreuses, de l'ale, du porter, et quand il le peut du porto ; tandis que l'Espagnol se contente de chocolat et de quelques maigres végétaux ; le soleil, et si l'on me permet cette innocente plaisanterie, une cigarette et une guitare, complètent son repas ; l'Italien vit de très peu, le macaroni, des oranges et son beau ciel lui suffisent.

Tempéraments.

Le tempérament doit exercer une influence maîtresse sur l'alimentation. Vous comprenez aisément que les hommes à constitution sanguine, à formes athlétiques, à visage coloré doivent s'imposer la sobriété, non pas seulement comme une vertu, mais comme une nécessité hygiénique, pour diminuer ce luxe de santé qui avoisine la goutte, l'hémorrhagie cérébrale et toutes ces maladies inflammatoires auxquelles les expose la richesse même de leur tempérament. Aussi, messieurs, dans une certaine mesure, sans doute, il est bon de leur conseiller une nourriture plus végétale qu'animale et une abstinence, sinon absolue, du moins un usage réservé des viandes trop succulentes, comme celles que fournit le gibier.

Les tempéraments délicats, au contraire, et particulièrement les constitutions où prédomine le système lymphatique, doivent, pour réagir contre les inconvénients de plus d'une sorte de cette prédominance, fabriquer beaucoup de sang et pour cette œuvre puiser dans la nourriture animale et surtout dans les viandes noires les éléments capables d'enrichir leur nature appauvrie. C'est dans le bouillon gras, qui n'est qu'un extrait de viande, et dans les viandes rôties plutôt que dans les viandes bouillies, qui ne sont que des chairs appauvries par le bouillon, qu'ils trouveront de véritables matériaux réparateurs.

Professions.

La profession a aussi ses exigences. Les travaux manuels entraînent une dépense de forces considérables et par conséquent une nécessité proportionnelle d'aliments qui, par leur quantité, au moins, puissent suppléer à ce qui a été perdu par l'activité du système musculaire. Aussi, messieurs, les travailleurs de terre, les manœuvres, les hommes de peine dont le travail est moins rémunérateur que celui des ouvriers de métier dont l'œuvre manuelle, exigeant un contingent de travail intellectuel, arrive à un salaire plus élevé, sont-ils obligés, ne pouvant s'adresser à la qualité, de s'adresser à la quantité. Le laboureur, en effet, les hommes de la campagne, mangeant rarement de la viande, consomment et sont obligés de consommer en pain, en maïs, en pommes de terre, en haricots, en châtaignes une quantité considérable, afin de retrouver dans le gluten, dans la portion azotée de ces végétaux, un chiffre d'azote correspondant à celui que, sous un volume bien moins grand, ils rencontreraient dans la viande, s'ils pouvaient en consommer.

Les professions sédentaires demandent au contraire une alimentation moins riche et surtout moins copieuse. Les travailleurs de cabinet, de bureau, les ouvriers de l'intelligence ne doivent jamais s'alourdir l'estomac sous peine d'alourdir leur intelligence ; il est bon surtout qu'ils se nourrissent d'aliments légers qui, sous un petit volume, soient suffisamment réparateurs, et qu'ils fuient les repas dont l'abondance exagérée et non dépensée par l'activité musculaire, risque d'engendrer des pesanteurs cérébrales, des vertiges, des éblouissements, des bourdonnements d'oreilles, la somnolence et tout cet ensemble de symptômes qu'un estomac trop chargé peut exercer sympathiquement sur le cerveau.

Conditions d'une bonne digestion.

Pour que la digestion s'accomplisse dans de bonnes conditions, il faut d'abord que le repas soit pris à des heures régulières. Vous ne vous imaginez pas l'empire qu'exerce l'habitude sur l'appareil digestif ; ce qu'Hyppocrate disait du dernier acte de la digestion : *dejectionem alvi oportet transmitti quâ consuevit horâ* est vrai pour tous les actes qui concourent à cette fonction. Voyez à combien de troubles la digestion est exposée, par le changement qu'une circonstance ou l'autre introduit dans l'heure des repas. Il est bien peu de personnes qui, obligées de voyager et d'intervertir à cet égard leurs habitudes, ne subissent certaines petites perturbations qui, chez les unes, s'expriment par la diarrhée, chez d'autres par le symptôme opposé. Aussi, messieurs, j'observe combien, dans les établissements où l'heure des repas est réglée, dans les lycées, dans cette maison, par exemple, dans les couvents dont j'ai l'honneur d'être le médecin, combien, dis-je, les maladies des voies digestives sont rares.

Il faut que la mastication soit prolongée, pour que l'aliment broyé arrive bien divisé, presque liquide, dans l'estomac. Si cette mastication est incomplète, l'estomac se trouve chargé d'une œuvre qui ne le regarde pas et ce surcroît de besogne, et d'une besogne qui n'est pas la sienne, le révolte et trouble sa véritable fonction. Sachez, en effet, que la plupart des maladies de cet organe, les gastralgies, les dyspepsies sous toutes leurs formes ont le plus souvent pour origine une mastication incomplète.

Aussi, messieurs, les personnes dont la dentition est mauvaise, ou que leurs occupations obligent à des repas précipités, sont-elles, plus que d'autres, exposées aux affections de cet organe.

L'appétit doit être satisfait ; mais on doit se garder de dépasser cette satisfaction. Rigoureusement même, il est sage qu'à la fin du repas, il reste encore un léger désir, de telle façon que la faim ne soit pas complétement assouvie. Les gens sobres et réguliers savent bien que l'intégrité de leurs voies digestives a pour cause principale cette tempérance, qui n'est pas seulement une vertu, mais encore une habitude hygiénique par excellence. Par contre, l'intempérance et la gloutonnerie, dont la moralité ne me regarde pas, mais dont nous pouvons bien, en passant, médire, devient la source de douloureuses, d'interminables et très-souvent de sérieuses maladies.

Conserves alimentaires.

L'homme, messieurs, entreprend souvent de longs voyages ; le commerce, la science l'obligent à des absences dont il ne sait pas le terme ; il affronte ou il subit des guerres lointaines ; quelquefois dans son propre foyer et pour la défense de ce foyer, il a, hélas ! à soutenir des siéges dont il ne connaît pas la durée. Il faut alors qu'il songe à faire des approvisionnements pour qu'ils puissent suffire aux nécessités de l'éloignement ou de l'investissement.

Mais les aliments, les substances azotées surtout sont exposées, par le concours de l'humidité, de la lumière, de l'air et des animalcules répandus dans l'atmosphère et par une température qui varie entre 15, 20 et 25 degrés, à une fermentation putride qui les décompose et les fait tomber en putréfaction ; pour les *conserver*, il fallait donc trouver un procédé qui pût les soustraire à l'action de ces causes, c'est-à-dire détruire leur humidité intime, leur eau de composition et surtout les germes fermentescibles. Ce sont précisément ces indications que remplit le procédé Appert et qui consiste à faire cuire la viande dans des boîtes de ferblanc jusqu'à une température de 100 degrés ; cette élévation de température détruit à la fois et l'humidité et les animalcules ; on la comprime, on l'entoure de graisse, on soude la boîte et, par cette occlusion hermétique, on la met à l'abri de l'action de l'air et de la lumière.

Vous connaissez tous le procédé bien connu dans nos pays et qu'on emploie pour conserver certaines viandes, celles du porc, de l'oie, par exemple, et qui consiste dans la salaison. Vous avez tous entendu parler de l'extrait de viande avec lequel on fait le bouillon Liébig. Je crois, messieurs, pouvoir vous dire qu'il est appelé à disparaître, si la chose n'est pas déjà faite. Pour ma part, je l'ai essayé, et je dois vous confesser qu'au point de vue du goût, l'aliment est affreux ; qu'au point de vue de ses qualités réparatrices, il a été trop vanté par les prospectus.

On peut conserver le lait en réduisant par l'évaporation à 30 degrés son eau de composition ; on le sucre et on le renferme également dans des boîtes de ferblanc. On lui restitue son poids d'eau perdue au moment où l'on veut en faire usage.

La conservation des œufs par l'eau de chaux est connue et je n'ai pas à en parler.

Celle des légumes s'obtient également à l'aide du procédé Appert.

Les biscuits dont les marins font provision pour les voyages de long cours ne sont que du pain peu cuit, mais soumis à une dessication complète, fabriqués d'ailleurs avec une très-petite quantité d'eau. Leur dureté et le peu d'eau qu'ils contiennent les préservent plus que le pain de la moisissure.

Altération et falsification des aliments.

Les farines et le blé sont sensibles à l'humidité, et pour les en préserver on doit avoir soin de les placer dans un local sec et aéré ; il est prudent aussi de remuer souvent le blé pour le mettre à l'abri du charançon, qui l'altère dans sa quantité en dévorant sa plus pure substance, et dans sa qualité par son mélange avec les grains qu'il n'a pas atteints.

A côté de ces altérations particulières dans les aliments, il en est d'autres qui sont le produit de la fraude ou de la maladie.

Le blé est souvent falsifié par l'introduction de la farine de haricots, de pommes de terre, d'orge, de seigle, etc., etc., que l'on mélange à la farine de cette céréale. Le microscope découvre assez aisément la fraude en comparant la grosseur des globules de l'amidon qui appartient à ces substances étrangères avec la grosseur des globules de l'amidon du froment. — Le seigle est sujet à une maladie appelée *ergot*. Quand le seigle est ergoté, il devient un véritable poison qui peut engendrer des affections sérieuses, et entr'autres des convulsions, des lésions de nature gangréneuse, quelquefois de véritables épidémies.

Aussi, si à petites doses la thérapeutique en retire de précieux avantages, comme aliment, l'ergot de seigle est un véritable fléau.

Les tubercules dont les vaches sont souvent atteintes ; la *ladrerie* dans la viande de porc, caractérisée par la présence de vers appelés cysticerques ; la *trichinie*, qui tire son nom de la souillure dont la même viande est atteinte par l'apparition de petits vers d'un autre nom et contenus dans de petits kystes, les *trichines*, constituent des altérations pathologiques dont il faut tenir grand compte. Sans doute, je sais bien la phrase : *Morte la bête, mort le venin ;* je sais bien aussi que la cuisson tend à détruire ces petits animaux, surtout quand elle a été prolongée et portée jusqu'à une température de 100 degrés; mais soyez sûrs qu'à cet égard la science est pleine d'incertitudes et qu'il est toujours fâcheux, sinon absolument dangereux, d'introduire dans l'économie de telles malpropretés. Aussi, messieurs, l'hygiène publique, l'hygiène administrative, éclairée par l'intelligente et consciencieuse surveillance de la médecine vétérinaire, doit-elle faire tous ses efforts pour écarter ces viandes de la consommation.

Le lait est souvent falsifié par la soustraction de la crême et par l'addition d'une quantité plus ou moins grande d'eau. La police a grand soin de faire de temps à autre des inspections; elle mesure avec la plus grande facilité la densité du lait à l'aide du lactomètre, et peut, de la façon la plus simple, apprécier la fraude et la punir.

Régime alimentaire.

Messieurs, quand nous aurons parlé du régime alimentaire, nous aurons achevé cette leçon et vraiment elle devra être bientôt achevée, à moins de tomber dans d'inutiles et fastidieuses répétitions. Le régime alimentaire ne peut être, en effet, que l'application pratique des principes déjà exposés dans le cours de la leçon et notamment au sujet des conditions d'une bonne digestion. Laissez-moi pourtant y ajouter une ou deux considérations générales. L'homme n'est ni un carnivore, ni un herbivore, il est un omnivore; il lui faut du pain, des végétaux, de la viande, mais, messieurs, il lui faut aussi la variété dans l'alimentation. Vous auriez beau lui servir tous les éléments que réclame son organisme, lui donner des substances azotées, végétales qui au point de vue chimique et physiologique constituent ses nécessités alimentaires, si vous n'y ajoutez pas la *diversité*, il sera bientôt victime de cette monotonie.

Celui qui mangerait du bœuf et toujours du bœuf, du mouton et toujours du mouton, des pommes de terre et toujours des pommes de terre, verrait bientôt s'éteindre ses désirs ; son appétit s'effacerait ou diminuerait devant cette uniformité et certainement il courrait grand risque de tomber dans l'amaigrissement et peut-être dans la maladie.

Pour terminer, messieurs, laissez-moi vous dire qu'à côté des préceptes généraux qu'enseigne l'hygiène, il en est de purement individuels qu'il faut placer à côté et que vous puiserez dans votre propre bon sens et dans votre expérience. Les voies digestives sont des organes pleins de singularités et de fantaisies, l'estomac surtout est capricieux, personnel. Qui pourrait dire qu'il faut opposer sans transaction la théorie absolue à ces particularités ? Au nom de la raison et de la pratique, il faut au contraire, tout en respectant les principes fondamentaux, savoir les modifier dans le sens et au profit de notre personnalité.

QUATRIÈME LEÇON

Boissons : Eaux potables et leurs caractères ; leurs altérations, moyens de les prévenir et de les corriger.
Conservation des eaux potables.
Boissons fermentées : vin, cidre, bière, spiritueux, liqueurs, café et thé.

Messieurs,

L'hygiène publique impose aux pouvoirs municipaux de nombreuses obligations. Parmi les nécessités qui doivent fixer leur attention et qui ont droit à une satisfaction proportionnelle aux moyens dont ces pouvoirs disposent, il faut noter la libre circulation de l'air que facilite la largeur des rues, et en même temps une généreuse distribution de lumière qui donne aux hommes occupés la faculté de prolonger leurs affaires, qui procure à tous la sécurité et une salutaire distraction après le travail ; mais ils doivent surtout songer à l'abondante et équitable répartition d'une eau *potable* ayant des qualités physiques et chimiques qui la rendent tout à la fois agréable et salutaire.

Les Romains, qui s'y entendaient, recherchaient ces qualités, non-seulement pour leur eau de boisson, mais encore pour celle de leurs bains. Vous avez tous vu les fragments de ces larges canaux qui côtoient la route de Lyon ; ces canaux conduisaient aux thermes de Vésone cette eau charmante et délicieuse de la fontaine qui avoisine le village de Saint-Laurent. A l'importance qu'ils attachaient dans le choix de l'eau destinée à des soins extérieurs, vous comprendrez la délicatesse qu'ils apportaient dans celui de l'eau destinée à être bue.

Eaux potables et leurs caractères.

Avant de parler des caractères que doit réunir une eau pour qu'elle soit *potable*, il faut remarquer que cette boisson a plusieurs rôles à remplir pour un but sans doute unique, mais qu'elle n'atteint qu'en répondant à diverses indications. Elle donne d'abord satisfaction au sentiment le plus délicat et le plus vif, à la soif, elle désaltère ; elle répare les pertes quotidiennes que nous subissons par les urines et par les sueurs et reconstitue le contingent d'eau nécessaire à notre organisme et que quelques physiologistes évaluent à environ les deux tiers de notre poids ; enfin elle est le véhicule de ces aliments minéraux dont nous vous avons parlé et dont nous avons constaté l'utilité.

Il faut donc qu'elle possède tout à la fois des qualités physiques et chimiques qui rendent possible et facile l'accomplissement de l'importante ou des importantes fonctions qui lui sont assignées. Aussi l'eau doit-elle être appétissante par sa limpidité et par cette fine, cette imperceptible saveur, que lui donne la présence d'une toute petite quantité de chlorure de sodium ; elle doit être inodore, bien cuire les légumes et dissoudre le savon sans former de grumeaux, car la présence de ces grumeaux dénote une trop grande abondance de sels de chaux ; légère, aérée, contenir par conséquent assez d'air ou une certaine quantité d'acide carbonique ; ce gaz, en effet, rend non-seulement potables, mais encore agréables et même digestives certaines eaux que vous voyez figurer sur nos tables, telles que les eaux de St-Galmier, d'Alet, de Vals, que je ne voudrais pourtant pas vous indiquer comme devant être d'un usage banal et quotidien, mais qu'il vaut bien mieux réserver pour les cas d'appétit disparu ou de digestions paresseuses et difficiles.

Cherchons donc quelle est ou quelles sont les eaux où nous rencontrerons le plus et le mieux réunies les qualités que nous venons d'énumérer.

Altérations des eaux. — Eau de pluie.

L'eau de pluie est certainement la meilleure, la plus légère, car elle contient de l'air et même un peu d'acide carbonique ; elle serait la plus pure si elle était recueillie directement, mais elle traverse des toitures, des cheneaux et des tuyaux de descente faits avec le plomb, le zinc et même le cuivre ; elle y rencontre les oxydes de ces métaux, elle y ramasse des poussières et des malpropretés de plus d'une sorte, et elle n'arrive dans les vases destinés à la recevoir que souillée de toutes ces impuretés.

Eau de source.

L'eau de source n'est que l'eau de pluie ayant parcouru plusieurs couches de terrains et dont la composition varie suivant la nature de ces terrains ; quand elle ne rencontre que des roches siliceuses qu'elle ne peut entamer, elle émerge dans toute sa pureté. Mais lorsqu'elle traverse des terrains calcaires, elle s'empare des sels de chaux qui les composent et risque de perdre ses qualités d'eau potable ; lorsqu'elle traverse du soufre, du cuivre, de l'arsenic, elle cesse d'être une eau alimentaire pour devenir une eau minérale, c'est-à-dire une eau thérapeutique.

Eau de rivière.

Ce que nous venons de dire de l'eau de source, nous pouvons le dire de l'eau de rivière, dont la pureté se modifie au contact des terrains qu'elle parcourt et dont la composition varie suivant la nature de ces terrains et l'action qu'elle exerce sur eux dans son passage. Mais, de plus, elle est exposée à des contacts nombreux qui l'altèrent plus ou moins. Sans doute il est d'usage de faire les prises d'eau en amont des villes pour éviter les souillures provenant des débris organiques auxquels donnent naissance les centres populeux, et que les égoûts ne cessent de conduire dans les rivières. Mais, en amont des villes, il peut exister des tanneries, des teintureries, des usines plus ou moins nombreuses dont les produits ne cessent de souiller l'eau.

Eau de puits.

Les eaux de puits sont quelquefois dures et contiennent une trop grande quantité de sels de chaux, soit qu'elles se soient emparées de ces sels dans les terrains qu'elles ont traversés, soient qu'elles les aient recueillis dans les matériaux qui forment le revêtement de leur excavation. Dans les villes, ces eaux sont exposées à une altération sérieuse due à des sels ammoniacaux dont la présence s'explique aisément par l'infiltration des débris animaux et végétaux.

Vous voyez, messieurs, que toutes les eaux, quelle que soit leur origine, présentent des inconvénients, soit au point de vue de leurs qualités physiques, soit au point de vue de leurs qualités intimes, de telle façon que l'hygiène a le devoir de remédier autant que possible à ces défauts.

L'eau pourtant qui nous semble mériter la préférence est l'eau de pluie ; elle est la plus légère, la plus aérée, la plus pure et n'a besoin que d'être dépouillée des souillures insignifiantes qu'elle rencontre dans son court et rapide parcours.

Moyens de prévenir les altérations de l'eau et de les corriger. — Filtre.

Quoi qu'il en soit, toutes ces eaux, et l'eau de pluie aussi bien que celles d'une autre provenance, ont besoin d'une purification utile et au goût et à leur valeur alimentaire. Le filtre corrige aisément ces altérations.

Ce filtre est mobile ou à demeure; il est mobile

et adapté à l'usage domestique pour l'eau de puits, pour l'eau de source, de rivière et de pluie apportée dans les maisons. Le filtre à demeure est celui qu'on installe d'une façon définitive au niveau d'un réservoir et à l'arrivée de l'eau de pluie s'écoulant des toitures, de pentes naturelles ou de rigoles artificielles. Sa construction mérite quelques soins. Il faut adapter à la bouche du filtre une grille, qu'il est bon de doubler d'une toile métallique d'un tissu assez fin pour protéger la citerne contre les plus grosses impuretés ; le filtre lui-même doit être composé de deux étages ou de deux compartiments, de manière à faire subir à l'eau une double purification ; un de ces étages est garni de charbon grossièrement pilé ; le second est rempli de graviers, et ce n'est qu'après cette seconde filtration que l'eau apparaît dégagée des matières étrangères qui l'altéraient, et véritablement ornée d'une appétissante limpidité.

Je ne vous parle pas en théoricien, mais en praticien qui a fait l'épreuve, qui vous l'indique, qui vous l'enseigne et qui vous la vante. — Profitez pourtant de mon expérience en ne commettant pas la faute, ou en ne laissant pas commettre une faute que j'eusse pu éviter, que le temps effacera, je crois, mais que je crois convenable de vous signaler.

Il est bon de ne pas construire les revêtements

des citernes avec nos moëllons, dont la nature calcaire, s'ajoutant à celle du mortier, donne à l'eau pendant quelque temps un goût de chaux. — Il vaut bien mieux construire les murs avec des pierres siliceuses.

Conservation des eaux potables.

Mais il ne suffit pas d'avoir rétabli l'eau dans sa pureté, il faut conserver cette pureté par le choix des vases où elle est déposée. Dans nos pays on se servait beaucoup autrefois et l'on se sert encore de seaux en bois. De tous les vaisseaux destinés à garder l'eau, le seau en bois est certainement le plus mauvais ; les sulfates de l'eau se décomposent au contact de l'hydrogène cédé par le bois et forment de l'hydrogène sulfureux qui lui donne une affreuse fétidité. Aussi, depuis longtemps déjà, les seaux en bois tendent-ils à disparaître et ne les retrouve-t-on guère que dans la campagne.

On peut reprocher aux cruches en terre coloriées la présence de sels d'arsenic, mais il est juste de reconnaître qu'il faudrait un séjour de l'eau bien prolongé pour que ces couleurs pussent engendrer des accidents. Les seaux en zinc, en ferblanc ont bien sans doute quelques défauts, mais si le séjour de l'eau est de courte durée, les oxydes de zinc ou de fer sont en bien petite quantité, et je ne vois pas d'ailleurs en quoi leur présence dans d'aussi insignifiantes proportions pourrait être nuisible. Les vaisseaux de cuivre étamés ont le défaut d'exiger une surveillance incessante et un étamage suffisamment et complétement protecteur contre les sels de cuivre; tandis que les seaux en tôle étamée ne peuvent donner et ne donnent jamais lieu à aucun symptôme fâcheux. Aussi cette substance me paraît-elle être celle qu'il faut choisir de préférence pour les ustensiles destinés à conserver l'eau.

Un fait prouve d'ailleurs l'excellence de la tôle pour l'usage qui nous occupe.

Avant que l'on distillât l'eau de mer, les marins, dans les voyages de long cours, faisaient de grandes provisions d'eau potable dans de grands vaisseau en tôle où, malgré un séjour prolongé, elle était conservée vierge de toute altération, ou ne contenait en dissolution que des composés ferrugineux plutôt salutaires que dangereux.

L'eau est certainement la boisson la plus indispensable, puisqu'elle suffit ou du moins à peu près à bien des gens qui ne peuvent, à cause de la modicité de leurs ressources, y ajouter une boisson plus généreuse.

Boissons fermentées.

Les boissons fermentées ont, en effet, outre leurs qualités agréables, des qualités sérieuses qui stimulent, qui conservent, qui entretiennent, qui réparent nos forces épuisées.

Il faut sans doute désirer la réalisation du vœu d'Henri IV, mais il faut compléter le souhait. Oui, la société aura marché et accompli une amélioration véritable, le jour où chacun pourra, le dimanche au moins, mettre la poule au pot ; mais le jour où, à cette poule, l'ouvrier ou l'homme des champs auront pu ajouter un peu de notre vin de France, le plus tonique, le mieux composé chimiquement, le plus alimentaire de tous les vins, il aura été réalisé un progrès incontestable et auquel ne contrediront ni les opinions, ni les partis.

Les boissons fermentées sont le produit de la fermentation d'un fruit ou d'une graine, ou de toute autre partie d'un végétal contenant du sucre. Cette fermentation transforme le sucre en alcool et en acide carbonique ; cette transformation est le fait général qui se produit pendant ce travail dont je n'ai pas à vous parler et qui apparaît dans cet acte, quelle que soit la partie sucrée qui le subit.

Vin.

Vous avez tous vu fabriquer le vin ; vous avez tous vu recueillir, écraser le raisin, vous l'avez vu accumulé en masses, plus ou moins considérables, dans les cuves ; vous avez assisté à ce travail intime qui se produit au bout de quelques heures ; vous avez entendu dans les cuviers cette ébullition dont le murmure annonce le commencement et la fin de la fermentation ; vous l'avez vu retirer de ces grands réservoirs après l'accomplissement de ce travail et recueilli non pas dans toute sa limpidité, mais déjà séparé en partie du moins des matériaux étrangers qui troublaient sa transparence. Vous savez donc ce qu'est le vin, comment il se fabrique et à quelle substance et à quel acte il doit son existence. De l'alcool, du tannin, des tartrates de chaux, de fer, une matière colorante et ce qu'on appelle le bouquet, qui, d'après les chimistes, ne serait que la transformation de matières grasses en éther œnantique, tels sont les éléments divers dans des proportions diverses, suivant les climats, qui constituent sa composition chimique.

L'alcool et l'acide carbonique varient dans leur quantité, suivant les pays ou suivant les procédés artificiels que l'on fait subir au vin.

Les vins les plus chargés d'alcool sont les vins du Midi, et entr'autres les vins de Lunel, de Frontignan, de Xérès.

Les vins mousseux sont ceux qui naturellement retiennent l'acide carbonique produit par la fermentation ou qui sont mis en bouteilles avant que la fermentation soit achevée ou que l'on prolonge encore par l'addition d'une certaine quantité de sucre. Ce travail se continuant, continue aussi à produire une nouvelle quantité de gaz acide carbonique, qui s'échappe au départ du bouchon avec le fracas que vous connaissez.

Je risquerais de tomber dans l'œnologie si j'insistais davantage; mais je serai dans le programme en vous disant, en quelques mots, la préférence qui doit être donnée à certains vins plutôt qu'à d'autres, au point de vue non pas gastronomique, bien entendu, mais au point de vue hygiénique. Les vins suffisamment chargés d'alcool sans que cette richesse soit excessive, c'est-à-dire sans qu'elle dépasse 13 à 14 pour cent, sont, d'autres conditions restant les mêmes, ceux qui réparent le plus sérieusement les forces affaiblies par le travail ou la maladie, sans fatiguer les voies digestives. Le vin de Bordeaux, qui se trouve composé de cette proportion d'alcool et d'une quantité convenable de tannin, doit, à cet harmonique arrangement, l'avantage d'être le vin par excellence des convalescents.

Le vin de Champagne, moins chargé d'alcool que le vin de Bordeaux, est aisément toléré par les voies digestives. — Glacé, il constitue non-seulement une boisson élégante, mais encore une boisson excellente contre beaucoup de névroses et surtout contre certains états nerveux de l'estomac et n'a d'autre inconvénient que celui d'être d'un prix trop élevé.

Altérations du vin. — Falsifications et maladies du vin.

Les vins peuvent subir des altérations de plus d'une espèce ; ils sont quelquefois falsifiés par l'addition d'alcool, de sucre, par l'introduction d'une matière colorante, et par de nombreuses sophistications que l'hygiène administrative est surtout appelée à signaler et que la justice n'hésite pas à punir. Mais, à côté de ces altérations coupables, le vin subit souvent de véritables détériorations pathologiques ; il peut devenir malade. Un chimiste, dont le nom vous est certainement connu, M. Pasteur, a étudié ces maladies, qui sont la pousse (vin tourné), l'acidité (vin piqué), la graisse (vin filant) et l'amertume. En même temps qu'il constatait que ces divers états étaient occasionnés par la présence de champignons particuliers à chacun, il indiquait le remède en conseillant de chauffer les vins malades jusqu'à l'ébullition qui, en détruisant ces champignons, rendait aux vins leur santé perdue.

Bière.

La bière est le produit de la fermentation d'une infusion d'orge germé additionnée de houblon ; la fermentation transforme le sucre contenu dans l'orge en alcool et en acide carbonique. Dans nos pays, la bière ne figure que comme boisson agréable et rafraîchissante, et dans quelques maladies la présence du houblon la désigne comme un agent dépuratif.

Dans les pays, au contraire, où la vigne n'existe pas, elle a un rôle plus sérieux, et en Angleterre, au moins dans les classes peu aisées, elle est, qu'elle s'appelle ale ou porter, la seule boisson de table. Sans médire de la bière et sans lui contester sa valeur alimentaire, puisqu'elle contient à la fois des matières sucrées et azotées, elle ne peut entrer en comparaison avec le vin, dont l'action réparatrice plus sérieuse, plus profonde, plus tonique, n'est pas contestée.

Aussi, messieurs, malgré les habitudes anglaises, malgré le patriotisme si personnel, je n'ose pas dire égoïste, de nos voisins, soyez sûrs que le jour où la liberté des échanges aura aboli ou au moins diminué les droits d'accise, ils sauront porter leurs préférences là où les conduiront tout à la fois et l'hygiène et la gastronomie ; soyez sûrs que tout en réservant à leur bière son rôle de boisson agréable et rafraîchissante, ils n'hésiteront pas à accepter nos vins comme leur meilleure boisson de table.

Cidre.

Le cidre est encore une liqueur fermentée, provenant des pommes écrasées et dont le sucre a été transformé par la fermentation en alcool et en acide carbonique. Il contient comme la bière peu d'alcool : 4 à 5 pour cent ; son goût est agréable quand on le boit une première fois, mais quelques jours après sa saveur sirupeuse devient déplaisante. Le cidre est pourtant en Normandie une boisson de table qui n'est pas absolument exclue des classes aisées ; il est vrai que dans ce pays la pomme a des qualités supérieures et particulières et que la main-d'œuvre, certainement, contribue à lui donner un cachet particulier.

Il faut pourtant se défier du cidre, lorsque l'on n'en fait pas un usage habituel ; il expose à des diarrhées sans gravité, sans doute, mais qu'il est bon de noter ici, puisque nous parlons de cette boisson.

Spiritueux et liqueurs.

Les liqueurs sont le produit de la distillation du vin ou des autres boissons fermentées ; l'eau-de-vie, messieurs, qui contient une quantité considérable d'alcool, 50, 60 pour cent, peut être fabriquée, non-seulement avec du vin, mais encore avec tous les fruits qui contiennent du sucre ; l'orge, la pomme de terre, la betterave, qui renferment du sucre, sont propres à la fabrication de l'eau-de-vie ; mais ces eaux-de-vies sont moins agréables et moins appréciées que celle qui provient de la distillation du vin. C'est le sucre de canne qui fait le rhum, la cerise qui fait le kirsch.

Je ne vous parle pas de l'anisette, du curaço, de la chartreuse et de toutes les innombrables liqueurs dont la recette constitue la science du distillateur, que j'ignore complétement et dont la connaissance me paraît d'ailleurs sans intérêt pour ce cours ; sachez seulement que toutes sont fabriquées avec les liqueurs distillées dont nous venons de parler et principalement avec l'eau-de-vie.

Mais je vous parlerai de l'absinthe, d'abord pour vous en faire connaître la composition et surtout pour vous en dire tout le mal que j'en pense et que j'en sais. L'absinthe est fabriquée avec une liqueur contenant 70 à 75 pour cent d'alcool ; elle est aiguisée d'essence d'absinthe, d'anis et d'angélique, qui donne à ce breuvage infernal un caractère éminemment désastreux, si désastreux que je crois savoir que le ministère de la guerre, effrayé des ravages exercés par cette boisson sur nos soldats d'Afrique, a cru devoir prendre des mesures, sinon coercitives, du moins protectrices contre son abus. Vous ne vous imaginez pas combien sont nombreux et profonds les troubles cérébraux qui sont le résultat de son usage immodéré ; ces troubles sont d'autant plus graves, qu'un autre élément, en Afrique, une insolation excessive et prolongée, vient ajouter à l'usage de l'absinthe son influence pernicieuse. L'opinion publique est tellement convaincue des dangers qu'elle occasionne, que depuis bien longtemps les gouvernements ont songé et songent certainement encore à en diminuer la consommation à l'aide de mesures fiscales, qui, en élevant son prix, la rendraient moins accessible.

Boissons aromatiques.

Après les boissons fermentées, nous avons à vous dire quelques mots des boissons aromatiques ; elles n'ont pas sans doute un caractère absolument alimentaire ; elles n'en sont pourtant point absolument dépourvues, mais elles répondent, surtout par leur saveur et par leur action sur le système nerveux, à des appétits qui ont bien leur légitimité. Celles qui doivent nous occuper sont l'infusion de thé et l'infusion de café.

Thé.

Le thé est la feuille d'un arbrisseau commun à la Chine et au Japon, *thea viridis*, qui, après avoir subi plusieurs préparations, devient, après un séjour de quelques instants dans l'eau en ébullition, et avec l'addition du sucre, le breuvage que vous connaissez tous.

Café.

Le café est le fruit d'un arbre originaire de Moka ; cette graine, torréfiée, pulvérisée, infusée dans l'eau bouillante et sucrée, constitue ce breuvage charmant qu'il faut vanter, non-seulement pour le plaisir qu'il nous procure, mais qu'il faut relever de toutes les médisances qu'on a débitées sur son compte.

Ces deux boissons, d'une composition chimique très-complexe, ont pourtant un caractère ou plutôt un principe commun; elles ont, en effet, chacune un principe aromatique particulier, et contiennent en outre, l'une et l'autre, une substance azotée : le thé, la *théine*; le café, la *caféine*, et c'est précisément la présence de cette substance azotée qui ne permet pas de leur refuser, dans une certaine mesure, une valeur alimentaire.

Le thé est une boisson populaire en Angleterre, et dont l'usage est général et si répandu dans toutes les classes, que le chiffre de la consommation est tellement colossal que je n'ose le répéter, de peur que ce chiffre indiqué soit le résultat d'une erreur. Chez-nous, il n'est guère qu'une boisson d'agrément et de soirée, et si l'on exempte quelques personnes qui, en l'associant au lait, en font une partie du déjeûner, on peut dire qu'en France son emploi comme aliment est à peu près nul.

Il n'en est pas ainsi du café, qui, par lui-même, a des qualités nutritives réelles. Aussi, messieurs, la ration de café que l'on distribue à notre armée d'Afrique remplit-elle, à côté de ses avantages hygiéniques, un rôle véritablement alimentaire.

Suivant M. de Gasparin, les mineurs qui reçoivent 30 grammes de café par jour consomment, malgré l'excès de leurs travaux, moins de nourriture que les prisonniers des maisons centrales. Associé au lait, le café constitue un aliment complet, excellent et tellement répandu en France et à tous les étages de la société, qu'il a résisté à tout le mal qu'on a débité sur son compte.

Vous ne vous figurez pas, en effet, avec quelle facilité se produisent et circulent une foule d'affirmations que n'ont contrôlées ni la raison ni l'expérience. Mettez au nombre de ces bruits, qu'aucun motif ne justifie, qui se transmettent sans discussion de génération en génération, qui finissent par conquérir à l'aide du temps le respect et la crainte, mettez, dis-je, au nombre de ces mauvaises réputations imméritées, toutes les diatribes qui ont été ou prêchées ou imprimées contre le café et le café au lait en particulier; regardez autour de vous, cherchez des raisons chimiques ou physiologiques ou cliniques, et vous verrez que tous ces mauvais propos n'ont d'autre valeur que celle que donnent l'âge et la durée et dont la prétention aphoristique n'est que ridicule.

Le thé et le café exercent une influence stimulante sur le système nerveux; salutaire si leur usage est modéré, fâcheux s'il dégénère en abus. Pour le plus grand nombre, ces boissons sont inoffensives; pour quelques personnes, elles constituent, le café surtout, une véritable nécessité. Qui ne sait que la privation accidentelle du café, chez les personnes qui en font un breuvage habituel, leur donne une migraine ou une invincible somnolence qui ne cèdent qu'au café lui-même maladroitement supprimé?

Ces boissons n'ont pas seulement une action stimulante sur le système nerveux général, mais elles en ont une, et le café d'une façon particulière, sur le cerveau. Le café est l'excitant de l'intelligence et l'auxiliaire puissant des poètes, des ora teurs et de tous les travailleurs de l'intelligence. Un grand médecin, Barthès, disait : *Le café me débêtise* ; quand on brûlait du café dans sa maison, Jean-Jacques ouvrait sa porte pour travailler *à son odeur* ; un grand critique résumait son admiration pour un chef-d'œuvre, en disant : *Cela sent le café.*

A côté de leurs qualités agréables ou hygiéniques, le thé et le café ont encore des vertus thérapeutiques ; le café est un remède précieux contre l'empoisonnement par l'opium et surtout contre l'empoisonnement par la belladone ; le thé est fréquemment et avantageusement employé dans les périodes algides de certaines maladies, et, seul ou associé à d'autres stimulants, il combat puissamment cette période du choléra.

Pour avoir vanté le café et le thé, ne croyez pas que je méconnaisse les fâcheux résultats que peut produire et que produit l'excès de leur usage, aussi bien que l'excès de toute chose. Chez les sujets nerveux principalement, leur usage immodéré occasionne souvent des battements de cœur, des exagérations de sensibilité générale, des névroses locales, des troubles digestifs et une foule de symptômes dont le système nerveux est le théâtre, quand son excitation a été surmenée.

Mais ne comparez pas les conséquences qu'engendre l'abus de ces liqueurs à celles bien autrement graves auxquelles donne naissance l'abus des liqueurs alcooliques. Celles-ci exercent leurs ravages par tous les côtés de l'économie ; ce n'est pas seulement l'estomac, l'intestin, le foie et surtout l'appareil des voies digestives qui sont leurs inévitables victimes ; l'eau-de-vie, l'absinthe, le vin, le vin blanc surtout, produisent chez les individus lentement alcoolisés l'affaissement intellectuel et souvent le *delirium tremens*, ou délire des ivrognes, qui conduit presque toujours à l'aliénation mentale. Dans une des dernières séances de l'académie des sciences morales, M. Passy a affirmé que la statistique attribuait un tiers des cas de folie à l'usage exagéré et continu des boissons fermentées. Aussi, messieurs, l'opinion publique doit-elle savoir gré à l'Assemblée nationale d'avoir compris qu'il ne suffisait pas pour l'ivrognerie d'une condamnation morale, qu'il fallait encore donner à ces manifestations publiques le caractère d'un délit punissable, afin de faire, autant que possible, disparaître en même temps et cette cause de dégradation physique et l'affligeant spectacle de ce triste oubli de la dignité de l'homme.

CINQUIÈME LEÇON.

Hygiène des sens : Veille et sommeil, travaux intellectuels et manuels.

Messieurs,

Le programme pour la cinquième leçon de notre cours ne contient que ces quatre ou cinq mots : *Hygiène des sens, sommeil, veille, travaux intellectuels, travaux manuels ;* mais ces quelques mots renferment des difficultés de plus d'un genre, et entre autres celle-ci, la première de toutes. Faut-il être long et entrer dans toutes les questions qui se rattachent au sujet, ou faut-il être court et se borner à répondre avec autant de clarté que possible à ces quatre questions posées ? Cette dernière résolution est la meilleure, je crois, et la plus conforme aux intentions du programme.

Les autres difficultés sont inhérentes à la nature du sujet, qui reste encore plein d'obscurité, et que n'ont guère éclairci les travaux des hygiénistes, ni ceux des physiologistes. Ils ont d'autant moins dissipé les ténèbres, que leurs efforts ont été rares, si j'en crois les recherches qu'il m'a fallu faire pour découvrir un peu de lumière, si nécessaire pour moi d'abord et pour vous ensuite. Les travaux sur le sommeil sont si peu nombreux et si incomplets, que je n'ai pu rencontrer une définition du sommeil, ou, si je l'ai rencontrée, je n'ai trouvé que d'infructueuses tentatives. Ces définitions étaient tellement insuffisantes, que je me suis décidé à fermer mes livres et à en chercher une qui ne sera peut-être pas meilleure que les autres, je n'ai pas cette prétention, mais qui pour vous sera meilleure, parce que je vais la faire précéder d'explications qui la compléteront.

Messieurs, il y a dans l'homme deux vies : l'une qui est *la vie de nutrition,* et l'autre qui est *la vie de relation ;* la première, sauf la perfection des appareils et de leurs fonctions, appartient non-seulement à l'homme, mais encore à tous les êtres de la série animale, et même aux végétaux. Cette vie de la nutrition, c'est celle qu'entretiennent la respiration, la circulation, la digestion, les nombreuses sécrétions, les excrétions, etc., etc. C'est la vie organique, la vie principale de la bête, la vie même de la plante.

La seconde, c'est la vie de relation, à peine ébauchée chez les êtres inférieurs, devenant plus complexe et plus perfectionnée suivant les degrés de leur situation dans l'échelle animale; chez eux, cette vie de relation, qui les met en rapport avec le monde extérieur, est régie par l'instinct. Plus achevée chez l'homme et destinée à lui donner sur la terre une véritable royauté, elle a un centre de gouvernement, le cerveau; elle a un chef, l'intelligence.

Les moyens qui la mettent en rapport avec le milieu qui l'environne, avec les êtres de la création, avec la nature inanimée, sont la vue, l'ouïe, l'odorat, le tact, le goût, qui ne cessent d'apporter et de fournir des matériaux à la pensée et à la volonté; la pensée et la volonté, à leur tour, expédient des ordres dont les nerfs sont les conducteurs et les muscles les exécuteurs obéissants.

Sommeil.

Si je me suis bien fait comprendre en établissant la différence qui existe entre la vie de nutrition et la vie de relation, j'arriverai peut-être à vous donner une définition convenable du sommeil et en même temps de la veille. Le sommeil est la suspension momentanée des actes de la vie de relation, la vie de nutrition continuant ses fonctions avec, ou peu s'en faut, avec la même activité. Les yeux, le sens de l'ouïe, de l'odorat et du goût dorment, mais le poumon respire, le cœur bat, l'estomac digère, le foie continue à fabriquer de la bile, le rein à fabriquer de l'urine, les organes d'absorption, de sécrétion, d'excrétion veillent et travaillent; ils travaillent, en effet, à restituer à l'économie les dépenses faites pendant l'état de veille. Mais la vie de relation se tait, les sens se reposent, l'intelligence dort. J'avais donc raison, messieurs, de vous dire qu'après ces explications, une définition du sommeil deviendrait facile, pour nous du moins, et qu'elle en sortirait toute faite ; le sommeil, en effet, peut être défini : *la suspension momentanée des actes de la vie de relation, la vie de nutrition se continuant dans ses fonctions et dans ses actes.*

Et cependant, messieurs, cette définition n'est pas aussi complète et aussi indiscutable qu'elle semble au premier abord ; car, en énonçant la situation la plus générale et la plus habituelle de l'homme dans le sommeil, elle laisse à l'écart deux phénomènes particuliers qui se produisent quelquefois pendant qu'il dort : je veux parler du rêve et du somnambulisme ; mais ces phénomènes se manifestent pendant le silence incomplet de la vie de relation, un pseudo-silence, si je puis parler ainsi, et ne sont pas un de ses actes réguliers ; ils sont, je le veux bien, des aberrations, des écarts de cette fonction ; mais la liberté, la volonté, la conscience sont absentes, et ces actes désordonnés ne s'accompliraient pas si la vie de relation n'était pas suspendue. Son activité est donc supprimée, ou à peu près, pendant que se manifestent ces troubles momentanés, exceptionnels, presque maladifs de l'intelligence. On ne les voit apparaître d'ailleurs que dans certaines circonstances que nous ne pouvons étudier, et leur étrangeté, aussi bien que leur apparition, par intervalles, ne leur donnent pas le droit d'appartenir à la vie de relation, et ne peuvent ainsi entamer ma définition.

A quelles nécessités répond le sommeil et dans quelle mesure l'homme doit-il se le procurer ?

Nous vous avons dit que la vie de nutrition ne dort pas, ou que, si elle se repose, son repos n'est pas absolu, et qu'il ne représente qu'une diminution et non une cessation de travail. La nuit, aussi bien que le jour, pendant le sommeil, aussi bien que dans l'état de veille, nous saisissons de l'oxygène, nous brûlons de l'hydrogène et du carbone, nous fabriquons de la chaleur. Quand nous dormons, aussi bien que quand nous veillons, l'appareil digestif travaille, les sécrétions, les absorptions, l'assimilation s'occupent à réparer les forces et les matériaux dépensés ; ces instruments de la vie organique ne peuvent s'arrêter dans leur activité. Nous pouvons bien cesser de voir et de regarder, d'entendre, de goûter, de sentir, mais nous ne pouvons cesser de respirer, nous ne pouvons arrêter ce magnifique outillage de la vie de nutrition, et lui-même ne pourrait se mettre en grève un seul instant sans que la mort arrivât. Le silence de la vie de nutrition, voilà la mort; le silence de la vie de relation, voilà le sommeil.

La vie de nutrition a d'ailleurs, comme vous le pensez bien, des liens intimes avec la vie de relation; celle-ci fait des dépenses auxquelles la première est obligée de pourvoir. Quand l'intelligence a longtemps médité, quand l'imagination a produit ses œuvres, quand la volonté s'est employée à d'énergiques et intraitables résolutions, quand le courage et l'audace se sont prodigués sans compter, quand la joie vous a comblé de bonheur, quand la douleur vous a écrasé, quand les muscles ont marché, porté, quand ils ont travaillé d'une façon ou de l'autre, il s'est fait une consommation de forces plus ou moins grande qu'il faut réparer; dans les actes de la vie la plus banale, au milieu de nos émotions les plus quotidiennes et les plus paisibles, au bout de nos travaux les plus vulgaires et de nos relations les plus monotones, il y a eu un emploi de vitalité qu'il faut combler.

Aussi, messieurs, pourrait-on presque dire que dans notre organisation il existe un budget des dépenses et un budget des recettes.

A côté des déficits prévus et ordinaires, il y a aussi des déficits imprévus et extraordinaires; l'enfant, dans sa croissance rapide, consomme bien plus que l'adulte dont le développement est achevé. Les circonstances créent quelquefois des surcroîts de travaux qui occasionnent une consommation excessive de forces, et alors il faut qu'il se crée un fonds de réserve, un fonds d'amortissement, pour continuer ma comparaison, qui puisse, à l'aide de nouvelles richesses, rétablir les pertes occasionnées par un travail à outrance. C'est la vie de nutrition qui est chargée de parer à ces situations, et comment peut-elle y fournir? en ne cessant pas son travail, pendant que la vie de relation cesse le sien, c'est-à-dire pendant le sommeil. Aussi, messieurs, l'enfant dort bien plus que l'adulte, l'adulte plus que le vieillard; le terrassier, le laboureur, le facteur rural dorment bien plus et bien mieux que ceux qui passent leur vie dans l'oisiveté.

Le sommeil peut être profond ou léger. Quand il est profond, les facultés intellectuelles sont complétement et parfaitement endormies; la vie de relation est tout entière dans le silence le plus complet, et ce sommeil est le meilleur et le plus réparateur.

Quand il est léger, l'imagination veille encore et peut travailler avec désordre comme dans le rêve, avec une puissance presque régulière, mais dans de rares exceptions, comme il est arrivé à quelques poètes et à certains orateurs. Mais ces poésies et ces discours, créés pendant un sommeil léger, ne se produisent pas sans un dommage réel et pour l'organe qui leur a donné naissance et pour la santé générale.

La facilité avec laquelle arrive le sommeil et sa durée, sont variables comme les conditions de toutes sortes dans lesquelles l'homme se trouve placé. Sa durée ordinaire, chez l'homme en bonne santé, est de sept heures environ ; de huit à neuf heures chez l'ouvrier de terre, chez l'homme fatigué ; de douze heures chez l'enfant ; chez le vieillard elle s'abaisse. Elle diminue encore chez l'homme en proie à une violente douleur, à de simples soucis, à des préoccupations d'affaires.

Je n'ai jamais cru, pour ma part, au sommeil profond de ces héros qu'il a fallu réveiller le jour d'une grande bataille ; si la légende a dit vrai, permettez-moi de vous dire que, pour moi, je les plains. Comment ! ces hommes ont la responsabilité de désastres prochains, leur fantaisie guerrière va assister à de grands massacres d'hommes, ils vont faire des deuils particuliers et, d'un côté ou de l'autre, une grande douleur nationale, et ces capitaines dorment !

Ah ! messieurs, si Alexandre et Napoléon ont dormi, je désire pour ma part que l'histoire cesse de les en glorifier. Le maréchal Bugeaud, qui était un grand esprit et en même temps un grand cœur, dont la vaste intelligence, occupée sans cesse d'agriculture ou de politique, ne restait jamais en repos, ne pouvait dormir plus de trois ou quatre heures en temps ordinaire; mais je sais bien, et je tiens ce renseignement d'un témoin, je sais bien, dis-je, que ce guerrier illustre, qui était aussi un honnête homme, ne dormit pas un seul instant la veille de la bataille d'Isly.

Hygiène des sens.

Ai-je besoin de vous dire que le sommeil, qui est le repos des sens, ne suffit pas à sauvegarder ces organes si délicats et si fragiles?

Vue.

Si vous avez conservé quelques souvenirs de notre première leçon, ne vous rappelez-vous pas à combien de maladies diverses sont sujets les yeux qu'on expose à une lumière trop éclatante ou à une obscurité trop longtemps prolongée? et alors, ai-je besoin de vous dire, qu'outre les moyens artificiels, les lunettes, par exemple, les conserves bleues ou vertes destinées à adoucir l'éclat des rayons lumineux, il y a des précautions faciles à prendre pour éviter l'action trop vive de la lumière naturelle ou des éclairages divers dont nous avons parlé, et dans un sens opposé, des ménagements auxquels il faut recourir pour parer autant que possible aux inconvénients d'une obscurité prolongée ou de son brusque passage à une trop vive clarté?

Odorat. — Ouïe. — Goût.

Ai-je besoin de vous dire de quels ménagements il faut entourer tous nos sens en leur épargnant les impressions qui, par leur nombre ou leur vivacité, peuvent ou éteindre l'organe ou le surexciter ; qu'il faut, pour l'odorat, éviter l'action trop répétée des odeurs et des parfums ; pour le goût, des aliments de trop haute saveur et chargés d'épices trop excitantes ; pour l'ouïe, cette sentinelle vigilante du sommeil, qui nous garde contre le péril, qui préside au réveil et qui l'appelle, qu'il faut respecter sa délicatesse et sa susceptibilité en lui évitant, autant que possible, des bruits trop intenses ou trop imprévus?

Veille.

Tout ce que je viens de vous dire, messieurs, sur le sommeil, me dispense d'entrer dans de longs détails sur l'état de veille. Nous avons cru pouvoir définir le sommeil : la suspension de la vie de relation, la vie de nutrition continuant à fonctionner ; nous pourrions définir l'état de veille : l'activité parallèle et simultanée de ces deux vies.

L'état de veille, c'est le moment du travail, de

l'action de l'homme sur le monde extérieur, de ses rapports avec ses semblables, de ses fautes, de ses bonnes actions, de ses joies, de ses douleurs, de sa liberté, de ses nombreuses responsabilités, de ses succès, de ses revers, de ses victoires, de ses défaites, c'est la vie véritable ; c'est la vie complète.

Mais c'est aussi celle où se font les grandes consommations de vitalité, c'est celle où peuvent se commettre ces prodigalités qui causent à la santé de grands dommages. Les hommes, en effet, qui allongent outre mesure l'état de veille, qui, par le travail ou par le plaisir, augmentent sa durée aux dépens du sommeil, finissent par altérer notablement leur santé. Les bals, qui ne finissent qu'avec le jour et qui se renouvellent souvent, fatiguent sans doute le système nerveux par l'éclat des lumières, par les breuvages inopportuns qui s'y distribuent, par les parfums qui sont répandus dans l'air confiné de l'appartement ; mais soyez sûrs que l'état de veille représenté par le raccourcissement de la nuit, par la diminution du sommeil, exerce aussi une notable et particulière influence sur la production des affections nerveuses de toute sorte qui se manifestent inévitablement à sa suite.

Les hommes qui, par leur travail, sont obligés de veiller la nuit, s'exposent à des détériorations dont, pour ma part, j'ai été souvent témoin. L'exploitation des chemins de fer ne peut se faire qu'à l'aide d'ouvriers de jour et d'ouvriers de nuit; eh bien, messieurs, ce métier serait impossible si les compagnies n'avaient eu le soin d'établir une alternance, à l'aide de laquelle les hommes de jour et les hommes de nuit changent de rôle tous les mois. Des nécessités particulières de service avaient fixé pour les aiguilleurs cette alternance par trimestre, de telle façon que, pendant trois mois, ces hommes, obligés plus que d'autres à une attention qui ne doit jamais dormir et par conséquent de lutter contre l'irrésistible besoin de sommeil, fléchissaient à cet affreux métier. Chez eux, malgré le sommeil bien moins réparateur du jour, les maladies étaient à la fois et plus nombreuses et plus graves, En présence de ces tristes résultats et des doléances qu'ils m'adressaient tout naturellement comme au représentant officiel de leurs intérêts hygiéniques, je me suis récemment adressé à la bienveillance toujours paternelle de l'administration, et j'ai obtenu, à leur grande satisfaction, la substitution de l'alternance mensuelle à l'alternance trimestrielle.

Travaux intellectuels. — Travaux manuels.

L'homme, messieurs, est né pour le travail. Le travail est pour lui un besoin, un devoir, j'ose dire qu'il est le véritable bonheur. La société dans laquelle il vit a des nécessités de plusieurs espèces ; elle réclame à l'un des services intellectuels, à l'autre des services manuels. Les destinées de chacun sont diverses et les aptitudes sont variées, de telle sorte que le hasard de la naissance ou la spécialité de nos facultés originelles nous jette dans une voie ou dans une autre, c'est-à-dire dans les travaux de l'esprit ou dans les travaux du corps.

Si l'hygiène, au lieu d'être une science sérieuse, se complaisait dans les rêveries, elle s'arrêterait devant cette séparation si tranchée et si exclusive ; elle serait frappée de la départition sans mélange de ces deux genres de travaux. Elle y découvrirait l'origine de diverses maladies qu'elle rattacherait sans peine à des fonctions d'une activité surmenée, pendant que des fonctions d'une autre nature sont condamnées à une paresse obligée ; et si elle était une utopie, c'est-à-dire si elle n'examinait les questions que par un seul côté, au lieu de tenir compte des circonstances relatives qui viennent toujours modifier la vérité absolue, elle aurait bientôt découvert et affirmé le remède. Elle dirait : Cet antagonisme est fatal, et il faut y mettre un terme ; il faut mélanger les travaux intellectuels et les travaux manuels à dose à peu près égale chez chaque individu, et de ce mélange équitable naîtra une harmonie qui placera la santé là où était la maladie et préviendra les affections sans nombre qui proviennent de l'excès de l'une ou de l'autre espèce de travaux.

Mais l'hygiène ne vit pas de fantaisies ; son but est d'être utile, et son bon sens pratique ne lui permet pas de s'égarer dans des caprices qui ne conduiraient à rien. Elle est devant des nécessités sociales qu'elle doit respecter, qu'elle ne peut mépriser, et elle doit s'accommoder à ces hommes rassemblés en société, pour lesquels elle enseigne les leçons qu'elle a puisées dans l'expérience et dans toutes les branches des connaissances humaines.

Vous voyez, messieurs, comment l'hygiène côtoie toutes les sciences, et comment elle pourrait légitimement aborder celles qui sembleraient lui être le plus étrangères ; et vous venez de vous apercevoir que, sans y prendre garde, j'allais presque entrer dans la politique. Aussi, messieurs, je me hâte de fuir, pour rentrer dans le fond de la question qui nous occupe.

Mais si l'hygiène repousse les conseils absolus et impraticables, elle cherche à remédier, ou au moins à rendre plus rares et plus légers les maux que peuvent engendrer les travaux intellectuels et les travaux manuels dans leurs excès.

Pour vous faire comprendre la cause et la source des maladies communes aux ouvriers et des maladies que l'on rencontre le plus habituellement chez les individus adonnés au travaux intellectuels, permettez-moi de vous faire connaître une loi physiologique d'une grande importance. Le développement d'un organe est en raison directe de l'activité de ses fonctions. Et cette loi est générale ; elle s'applique au cerveau, à l'estomac, à l'appareil musculaire, etc. Le gourmand a l'estomac agrandi, les muscles des épaules des portefaix sont plus gros que ceux d'un danseur, les muscles des mollets du danseur plus puissants que ceux du portefaix ; ceux de l'avant-bras du joueur de violon plus développés que ceux du joueur de flûte ; les muscles qui entourent les mâchoires des carnassiers beaucoup plus que ceux de l'herbivore, etc. En produisant ce développement à outrance, l'activité excessive de la fonction risque de dépasser les limites physiologiques, c'est-à-dire les limites de la santé. Cet accroissement plastique de l'organe ne se fait pas sans un appel forcé d'une quantité exagérée de sang, sans que cet appel produise une congestion, une hypérémie, pour me servir du terme grec, et bientôt la souffrance de l'organe.

Outre les maladies auxquelles peut donner naissance l'activité démesurée d'une fonction, comme celle de l'appareil musculaire chez les terrassiers, les travailleurs des champs, les tailleurs de pierre, comme celle du cerveau et du système nerveux chez les poètes, les orateurs, les professeurs, etc., etc., il en est d'autres qui appartiennent d'une façon toute spéciale à telle ou telle profession déterminée. Qu'il nous suffise de vous dire que les travaux manuels, produisant d'abondantes transpirations et les nécessités du métier, ou une mauvaise ordonnance de l'habitation, ou des négligences auxquelles se trouve fatalement soumis l'homme fatigué, supprimant brusquement cette transpiration, il en résulte fréquemment chez eux des pleurésies, des fluxions de poitrine et d'autres affections à la production desquelles viennent concourir l'alimentation, le tempérament et d'autres causes qu'il est inutile d'énumérer.

C'est par un autre côté que la maladie vient visiter les poètes, les orateurs et toute la cohorte des ouvriers de l'intelligence. En vertu de la loi dont nous vous indiquions tout-à-l'heure la formule, ce sont les organes dont l'activité est mise en jeu par les travaux intellectuels qui sont le plus prédisposés à la souffrance; c'est le cerveau, c'est le système nerveux de la circonférence qui sont les victimes, quand ces travaux sont entrepris sans mesure et sans repos. Aussi voit-on souvent apparaître chez les travailleurs de l'esprit des hémorrhagies cérébrales, les névralgies, les névroses de toute sorte, la migraine et cette classe entière d'affections inconnues aux gens de métier manuel.

Si l'hygiène, ainsi que nous avons eu l'honneur de vou s le dire, ne peut enseigner les conseils qu'indiquerait une théorie absolue, elle peut, du moins, par des préceptes pratiques, sensés et possibles, diminuer les maux qui dérivent de l'excès et du particularisme, permettez-moi ce mot un peu nouveau et passablement barbare, mais ici très-significatif.

Nos pouvoirs publics, messieurs, se sont inspirés sans doute de sentiments patriotiques, lorsqu'ils ont songé à rendre obligatoire le service militaire et plus générale la distribution de l'instruction ; mais sans qu'ils y aient songé, ils sont sur le point de rendre à la santé des générations futures un service réel, et, de cette façon, nous pouvons dire qu'à côté de la pensée nationale s'est révélée une véritable pensée hygiénique. Ne voyez-vous pas, en effet, que l'exercice et les marches militaires viendront corriger, dans les classes élevées et lettrées, ce que pourrait avoir d'excessif la culture de l'intelligence, et que, d'un autre côté, l'instruction, répandue dans les couches inférieures, viendra apaiser par la lecture, et rafraîchir par cette diversion, les dommages occasionnés par les rigueurs de leur profession ?

Pour moi, messieurs, dans ma clientèle, j'ai toujours agi conformément à ces idées. J'ai un souvenir dont je veux vous faire part, parce qu'il touche à un homme que j'ai beaucoup aimé et dont vous avez certainement entendu parler. Cet homme, qui avait tant d'esprit qu'on ne lui reconnaissait que de l'esprit, cet homme qu'ont trop défiguré les *Charivari* et les *Figaro* de l'époque, et dont l'érudition était aussi variée que profonde, aimait sans doute le plaisir, mais il aimait par-dessus tout le travail. M. Romieu, que je ne vous nomme qu'en tremblant, parce qu'il n'est connu que par le côté gai et aimable de sa vaste intelligence, s'occupait avec ardeur de son administration, pendant qu'il était préfet de la Dordogne; mais, pendant la nuit, il ne cessait de faire les lectures les plus sérieuses; il lisait et annotait Tacite, Tite-Live, Salluste, Pline, et y puisait des recherches sérieuses dont il est facile de retrouver la trace dans une de ces dernières productions. Mais ce travail de jour et de nuit ne s'était pas accumulé sans troubler profondément le système nerveux; des vertiges, des troubles de la vision, des battements de cœur, des suffocations surtout devinrent si fréquentes, qu'il se trouva atteint de ce que l'on appelle l'asthme nerveux. Il ne me fallut pas longtemps pour en deviner la cause, surtout quand la pharmacie eut échoué entre mes mains. Les travaux intellectuels, le jour administratifs, la nuit littéraires, avaient engendré ce désordre de l'innervation, et quand je vis que la belladone, la stramoine, l'oxyde de zinc et tout l'arsenal thérapeutique ne me conduisaient qu'à de successives défaites, je laissai les remèdes et je me tournai du côté de l'hygiène. Je conseillai à M. Romieu la diète intellectuelle, le repos le plus complet de l'esprit et en même temps les exercices du corps, l'équitation, la promenade à pied et la chasse. Il n'y avait pas quinze jours qu'il avait institué ce nouveau genre de vie, qu'il avait recouvré la santé la plus parfaite.

J'ai lu quelque part, dans les *Mémoires du duc de Saint-Simon*, je crois, que les dames de la cour de Louis XIV, occupées, dans leur oisiveté, à des médisances, à des caquetages sur les sujets les plus futiles, à des lectures de romans frivoles, à des mièvreries, à des misères intellectuelles, sans valeur sans doute, mais qui n'en fatiguaient pas moins leur cervelle et leur système nerveux, furent atteintes de névroses dans toutes leurs variétés, de vapeurs, comme on disait à cette époque ; le médecin du roi, Fagon, qui avait du savoir et aussi de l'esprit, et dont les ressources ingénieuses ne faisaient jamais défaut, voulut mettre un terme à cette véritable épidémie de maladies nerveuses. Il fit un coup d'état. — Il supprima les femmes de chambre et enjoignit sans pitié aux duchesses et aux marquises de laver, de cirer, de frotter, de balayer.

Ce travail manuel, imposé sans pitié et exécuté sans miséricorde, mit fin aux attaques de nerfs ou en diminua au moins la fréquence.

Messieurs, si vous avez compris cette leçon, dans laquelle il m'a fallu introduire la physiologie, que je ne pouvais écarter complétement, mais à laquelle je n'ai eu recours qu'avec la plus grande discrétion, si, dis-je, vous m'avez compris, et j'espère avoir réussi, j'aurai eu raison de dire, en commençant, qu'il y avait deux manières de remplir le programme de cette leçon, ou avec des longueurs qui risqueraient de devenir ténébreuses, ou avec une brièveté qui, allégée d'un bagage trop scientifique, nous conduirait plns sûrement à la clarté. J'ai mieux aimé déposer dans vos esprits des idées simples et générales que de vous embarrasser dans les détails et vous conduire dans des régions où nous nous serions égarés ; je n'ai pas perdu de vue qu'au lieu d'être devant des élèves en médecine préparés à ce cours, je me trouvais devant un auditoire composé de jeunes gens intelligents prêts à entrer dans le monde, et il m'a semblé qu'en me bornant à vous donner sur ces questions d'hygiène des notions claires et d'une utilité pratique, j'obéissais certainement aux intentions du ministre à qui revient l'honneur d'avoir institué ce cours.

SIXIÈME LEÇON.

Exercice et repos : gymnastique. — Exercices spéciaux : natation, équitation, escrime, danse.

Messieurs,

Dieu me garde d'aborder ici les questions politiques ! Les convenances seules, à défaut d'autres motifs, m'obligeraient suffisamment à les fuir, au lieu de les rechercher. J'ai besoin pourtant de vous faire comprendre l'importance des exercices musculaires, et je ne puis, pour faire valoir cette importance, rencontrer de meilleures raisons que celles que nous fournissent les événements contemporains.

La France était, il y a quelques années, dans la voie véritable de la civilisation ; la France ne s'occupait que des conquêtes scientifiques ou littéraires ; elle faisait des chemins de fer, elle rendait les rivières navigables, elle perfectionnait l'outillage agricole et les procédés de culture ; elle grandissait dans l'industrie, dans la peinture, dans la médecine, dans la musique, dans les arts et dans les sciences ; elle accroissait chaque jour et son bien-être matériel et ses délassements intellectuels, lorsque des désastres, non pas irréparables, car notre vieux patriotisme gaulois et la justice de Dieu les répareront, lorsque, dis-je, une défaite ruineuse, mais surtout douloureuse pour notre amour-propre national, est venue nous réveiller de notre coupable sécurité. Le vainqueur a introduit dans le droit international un axiome inconnu dans notre société moderne : *La force prime le droit.* Il faut donc, messieurs, pour préserver notre nationalité, pour sauver nos personnes et pour nous protéger contre cette doctrine barbare, il faut, dis-je, apprendre à faire de la *force*, il faut en faire une ample provision, il faut devenir *forts* nous-mêmes. Ne renonçons pas, bien entendu, aux travaux de l'intelligence ; ne mettons pas de côté ces charmantes et utiles études à qui vous devez déjà de si précieuses richesses ; gardons-nous, comme l'a dit un grand évêque, de défaire la nation de nos pères ; mais cherchons en nous-mêmes les moyens de mettre un terme aux douloureuses tristesses de l'invasion.

Exercice et repos.

Sans la déférence que je dois au programme, j'écarterais volontiers toute explication sur ces deux mots. Je ne vous parlerais pas, en effet, et je crois inutile de vous parler longtemps de l'*exercice et du repos*. Pour l'exercice, en effet, nous allons tout à l'heure et successivement vous énumérer les divers mouvements auxquels l'homme se livre ou peut se livrer. Vous trouverez donc, dans les considérations qui vont suivre à propos de chacun d'eux, tout ce que je pourrais vous dire sur l'*exercice* envisagé à un point de vue général, et, dès lors, je ne vois guère la nécessité de vous exposer à entendre d'inutiles répétitions.

Retenez pourtant que l'exercice n'est autre chose que la mise en activité des muscles se contractant pour mouvoir une ou plusieurs parties du système osseux auxquelles il sont attachés. Cet appareil musculaire enveloppe, en effet, notre squelette; il ne l'enveloppe pas seulement, mais il le fait mouvoir dans son ensemble ou dans les parties qui le constituent. Quand nous soulevons un fardeau, quand nous marchons, quand nous tournons le col à droite ou à gauche, quand nous abaissons la tête ou que nous la relevons, quand nous allongeons le bras, quand nous le fléchissons ou que nous l'étendons, lorsque nous le portons en avant ou en arrière, lorsque nous écrivons, lorsque nous saluons, lorsque nous nous déplaçons d'une façon ou de l'autre, lorsque nous faisons un mouvement quelconque, et je ne puis les passer tous en revue, il y a un muscle ou plusieurs muscles qui se contractent et qui font mouvoir, dans un sens ou dans l'autre, une ou plusieurs parties de notre squelette. Le muscle représente la puissance, la partie du système osseux qu'il a déplacé représente la résistance, et l'articulation sur laquelle s'appuient l'os ou les os qui se meuvent les uns sur les autres, est ici un véritable point d'appui. Si je me suis bien expliqué, vous n'aurez pas eu de peine à deviner, dans ce mécanisme, l'image d'un véritable levier.

Repos.

Quant au repos, rappelez-vous, pour que nous n'y revenions pas, tout ce que j'ai eu l'honneur de vous dire à propos du sommeil ; mais comprenez à priori que des contractions musculaires trop prolongées doivent inévitablement conduire à la fatigue. Les marches forcées, les travaux manuels démesurés aboutissent à une lassitude qu'il est impossible, qu'il serait périlleux d'ailleurs de combattre, car un triomphe momentané pourrait conduire aux plus fâcheuses conséquences.

Il faut à l'appareil musculaire le repos, que réclament, du reste, tous les organes ; il faut que ces muscles épuisés par des contractions réitérées trouvent un délassement dans le relâchement de leurs fibres, c'est-à-dire dans la cessation de ces contractions; cette cessation seule, cet arrêt de l'exercice peut suffire lorsque la fatigue est légère; mais lorsqu'elle est excessive, il faut, pour le soulagement, pour la réparation des forces, un repos plus complet, un relâchement des muscles plus général, et ce relâchement, vous le savez, n'est jamais plus entier que dans la position horizontale qu'ils rencontrent si heureusement dans le lit. Mais soyez convaincus que c'est cette situation couchée, bien plus que les douceurs plus ou moins délicates, plus ou moins perfectionnées des pièces diverses qui composent le lit, soyez convaincus, dis-je, que c'est cette position horizontale qui, facilitant plus que toute autre le relâchement des muscles, procure cet apaisement de la fatigue et donne le véritable repos.

Gymnastique.

Avant de vous définir la gymnastique ou plutôt de vous faire connaître quel but elle poursuit et quels moyens elle emploie pour l'atteindre, il faut bien que je vous dise un mot des organes sur lesquels elle agit, ou plutôt que je vous répète, ce que j'aurais voulu éviter, mais que je vous rappelle au moins brièvement ce qui, pour l'intelligence de ce qui va suivre, ne peut pas être oublié.

L'homme, ainsi que nous venons de le voir, est capable d'une quantité très variée de mouvements.

Il peut marcher, courir, monter, descendre, danser, sauter, nager, monter à cheval, se défendre, attaquer, et, pour produire ces attitudes diverses, ces déplacements généraux de sa personne, ou ces déplacements partiels de ses bras, de ses jambes, de sa tête, de sa poitrine, il faut qu'il ait des organes chargés de produire ces modifications si nombreuses de sa personnalité.

Ces organes, nous les connaissons déjà ; nous venons d'en parler. Les uns sont passifs, ce sont les os ; les autres sont actifs, ce sont les muscles.

Si vous vous rappelez une loi dont j'ai eu l'honneur de vous indiquer la formule dans une précédente leçon ; si vous vous rappelez, dis-je, que le développement de nos organes et l'énergie de leurs fonctions sont en raison directe de leur activité, vous comprendrez que pour produire la force des muscles, il faut, à côté de leur besogne quotidienne, leur en créer une particulière destinée à faire affluer sur ce vaste et général appareil de la puissance matérielle un accroissement de plasticité et de ressort.

Mais, messieurs, il ne faut pas que cette action soit banale et aveugle ; il faut que le but à poursuivre et à atteindre soit défini et qu'il ait sa nécessité. Il ne faut pas que des exercices inintelligents viennent maladroitement exagérer ce qui est naturellement exagéré ; je m'explique : si un enfant ou un adulte a les parties supérieures du corps largement dévelop-

ses, quelles nécessités y aurait-il ou quel danger même n'y aurait-il pas à le livrer à un dressage absurde, passez-moi le mot, qui pousserait ces organes en dehors des voies physiologiques et, en les surmenant grossièrement, risquerait d'engendrer des hypertrophies maladives? Si, au contraire, on conseillait un *entraînement*, passez-moi encore ce mot que j'emprunte au sport afin d'éviter de prononcer le mot que j'ai à définir, jusqu'à ce que je puisse le définir à propos; si, dis-je, on conseillait un entraînement dont le résultat serait d'accroître le volume et la puissance des muscles des jarrets, des cuisses, chez les individus qui, comme les facteurs, les danseurs, les sauteurs, ont, par des exercices professionnels, acquis cette puissance et ce volume, on ferait évidemment une œuvre illogique et contraire au but que l'on se propose.

Dans certaines situations et dans certaines circonstances, qui ne voit l'inutilité et l'absurdité et le danger de tout moyen qui tendrait à agrandir la puissance d'un appareil que développe suffisamment, et que développe souvent beaucoup trop, la situation des classes ouvrières?

Les terrassiers, les paysans qui fauchent, qui labourent, qui défrichent, qui portent de lourds fardeaux, ont-ils besoin de jeux particuliers destinés à leur donner des forces que leur font acquérir d'une façon suffisante les nécessités de leur métier? Et ceux dont le système sanguin a une grande richesse, dont le tempérament est pléthorique, la constitution athlétique, dont le cœur est originellement susceptible, pourraient-ils sans danger s'adonner à des jeux hygiéniques, salutaires pour les uns, pour beaucoup sans doute, mais certainement dangereux pour eux ?

Ce n'est pas toujours dans le but de donner aux muscles une quantité de forces qu'ils n'ont pas, que le médecin conseille les exercices musculaires. Il arrive quelquefois que l'action musculaire manque de coordination ; que cet appareil accomplit, ou est menacé d'accomplir, ses fonctions sans discipline, sans règle et qu'il lui manque cette synergie harmonique (σὺν εργον — travail d'ensemble) et que des mouvements ataxiques (a privatif, Τάξις, ordre), apparaissent ou menacent d'apparaître. Ces mouvement désordonnés ne sont point seulement disgracieux et désagréables; dans le bégaiement, ils ne sont que pénibles pour les personnes qui en sont atteintes et pour leurs auditeurs ; dans la chorée ou danse de St-Guy, et dans d'autres cas encore, ils peuvent conduire à des résultats tellement fâcheux qu'il faut y porter remède ou les faire avorter à leur origine. Dès lors certains exercices habilement institués, en introduisant le rhythme et la mesure là où étaient le désordre et la saccade, peuvent prévenir ces situations bien mieux que les agents pharmaceutiques.

De tout ce qui précède, nous pouvons maintenant extraire aisément une définition de la gymnastique. Nous pouvons définir la gymnastique, l'institution d'exercices généraux ou partiels, naturels ou provoqués par l'art, destinés à fortifier les constitutions originellement débiles, à donner à certaines parties de l'appareil musculaire, plutôt qu'à d'autres, un accroissement de volume et de forces, et, dans certains cas, à discipliner les actes déréglés de ce même appareil.

Vous voyez, messieurs, l'importance que devait avoir cette définition : puisque telle que nous venons de la formuler , elle dégage la gymnastique de ses tendances souvent aveugles ou dangereusement récréatives et leur substitue des indications vraiment hygiéniques , parce que, en un mot, elle lui assigne un caractère et un but vraiment scientifiques.

Et dès lors vous devez comprendre combien il doit être fâcheux de livrer au premier venu, et sans un contrôle médical ou au moins intelligent, de jeunes constitutions à qui l'on peut être utile sans doute, mais par hasard, et à qui, au contraire, dans quelques cas rares, je le reconnais, certains exercices particuliers peuvent être préjudiciables. Pour prévenir de semblables écarts, ne serait-il pas bon qu'avant d'être soumis à l'école du gymnase, chaque individu, jeune ou adulte, eût subi l'examen d'un médecin, qui accompagnerait son visa d'une *véritable ordonnance*, indiquant d'une part que telle ou telle partie du corps a besoin d'être développée, que telle autre, d'un volume excessif et d'une activité trop grande, doit être ménagée ; que dans certains cas il est nécessaire de viser la constitution tout entière, et que dans d'autres il faut rhythmer et rétablir la mesure et l'ordre dans des actes irréguliers ou qui menacent de le devenir ?

Pour satisfaire à ces diverses indications, on rencontre dans le gymnase diverses pièces de charpenterie et de cordage. Ces instruments, très variés et destinés à des mouvements d'une grande diversité, mettent en jeu, tantôt les muscles des bras, tantôt ceux des épaules, du col, de la poitrine, des membres inférieurs, et portent des noms que je crois devoir vous faire connaître, sans qu'il soit nécessaire d'entrer à leur sujet dans des détails que la vue d'un établissement de cette nature et de cet établissement dans son activité, vous ferait certainement mieux comprendre.

Vous connaissez le trapèze et ses divers exercices? Vous connaissez le portique et ses agrès ; les haltères et les mils, qu'on élève alternativement ou simultanément à la hauteur des épaules, tantôt en avant, tantôt en arrière, que l'on fait tourner autour de la tête par des mouvements de circonduction en recommençant le mouvement par devant ou par derrière.

Une série d'exercices est relative aux équilibres ; se tenir sur une jambe, se tenir sur l'autre; se pencher en avant sur le pied droit, se pencher en avant sur le pied gauche, et réciproquement en arrière, et bien d'autres situations, forment la classe appelée *équilibres*. — Elever les bras et les abaisser en les fléchissant ou sans les fléchir; se livrer à une circonduction latérale des bras ; fléchir simultanément la cuisse et la jambe; fléchir isolément les jambes, constituent des exercices tendant à développer les membres inférieurs ou les membres supérieurs, suivant qu'ils s'appliquent aux uns ou aux autres. — La flexion de la tête en avant, son extension, sa rotation à droite ou à gauche, la flexion du corps en avant, son extension, tous ces mouvements mettent en jeu les muscles du col, ceux des épaules, ceux du tronc, et accroissent l'énergie de leurs contractions.

Les alignements, les demi-tours à droite, les demi-tours à gauche, les marches de front, de flanc, les changements de directions, sont d'excellents exercices préparatoires empruntés à l'art militaire.

Tels sont, à peu près, les divers et principaux mouvements d'une gymnastique raisonnable et que je n'ai fait, du reste, qu'extraire d'un règlement institué en 1854 par une commission dont M. le professeur Bérard fut le rapporteur, et adopté pour les lycées par le ministre de l'instruction publique.

A côté de ce dressage réglementaire, il y a une foule de jeux, un nombre infini de travaux récréatifs qui peuvent figurer sans contestation à côté de ces exercices officiels : le billard, l'escarpolette, les jeux de balle, de quilles, de cerceau, de volant; les barres sont à la fois, pour les jeunes élèves adonnés aux travaux intellectuels, d'excellentes distractions et de puissants moyens de développements corporels.

D'autres mouvements corporels, en répondant à des besoins sociaux, à des circonstances particulières, à des nécessités de service ou de profession, ou simplement à des habitudes de délassement et de récréation, n'en sont pas moins d'excellents exercices que l'hygiène doit recommander et dont notre programme, d'ailleurs, nous prescrit l'examen.

Natation.

La natation, messieurs, mérite notre attention, parce que non-seulement elle met en jeu l'activité de presque tout l'appareil musculaire, mais qu'elle peut encore parer à des dangers imprévus. Il serait oiseux de vous faire la description des mouvements divers qu'exécute le nageur et que vous connaissez mieux que moi. Sachez pourtant que toute la science du nageur consiste à rendre la pesanteur spécifique de son corps à peu près égale à celle du poids du volume d'eau qu'il déplace. Qu'il chasse l'eau soit avec ses mains rapprochées et qu'il écarte largement et vigoureusement, soit avec ses pieds également juxtaposés et qu'il sépare en déployant ses membres inférieurs, il repousse l'eau en avant et en arrière, en même temps que par les muscles des bras et du col, le thorax fixé peut, par de larges inspirations, agrandir l'ampliation de la poitrine et diminuer de cette façon la pesanteur spécifique du corps.

Vous voyez, messieurs, par ce vaste et riche déploiement de contractions musculaires, combien est grande la puissance de cet exercice musculaire! Et cependant je ne vous parle pas de l'influence salutaire et fortifiante que le nageur reçoit du choc de l'eau qu'il repousse, et de la percussion que lui distribue la vague, quand il se baigne dans la mer, et de la résistance plus ou moins grande du courant contre lequel il est quelquefois obligé de lutter.

Mais je ne voudrais pas quitter ce sujet et vous égarer en ne vous indiquant pas les périls auxquels peut exposer la natation quand on s'y livre sans réflexion et sans prévoyance. On vous a dit bien souvent, et je ne crains pas de vous le répéter, il ne faut jamais se jeter à la rivière ou à la mer avant que la digestion soit achevée, ni aborder brusquement cette température des bains froids quand le corps est en transpiration. Il ne faut pas surtout, messieurs, entreprendre sans nécessité des courses trop audacieuses et trop au-dessus de vos forces ; ces courses lointaines, entreprises même avec une provision de forces certaines, ne sont pas sans danger ; vous ne savez pas si vous ne rencontrerez pas un courant contre lequel vous pourriez être impuissants, vous ne savez pas si vous ne serez pas embarrassés par des herbes accumulées, vous ne savez pas s'il ne vous surviendra pas un éblouissement, un vertige, une crampe, une syncope, et dès lors la prudence vous fait un devoir de fuir ces dangers possibles et malheureusement assez communs.

La natation, loin d'être profitable aux sujets à constitution athlétique et dont le cœur est susceptible, peut être pour eux une source de conséquences fâcheuses, tandis qu'elle exerce sur les tempéraments lymphatiques une action véritablement tonique et sur les constitutions nerveuses une influence sédative.

Mais si cet exercice est pour les uns profitable et pour les autres fâcheux, l'art de s'y livrer ne doit être négligé par aucun. Que de situations diverses peuvent créer un péril inattendu dont la natation peut nous tirer, et qui sans elle nous destineraient à une mort inévitable ! Aussi, messieurs, je ne crois pas m'écarter de la science que nous étudions ici, et qui enseigne les moyens de sauvegarder la santé et la vie de l'homme, en vous conseillant l'apprentissage de cet art à la fois facile et agréable, le plus souvent bienfaisant et toujours indispensable.

Equitation.

Dans l'équitation, l'homme n'est pas absolument passif, comme on l'a dit, et quoique les mouvements lui soient communiqués par le cheval, il a besoin néanmoins de déployer une certaine activité musculaire. L'action de monter à cheval, l'action d'en descendre l'obligent déjà à une certaine quantité de mouvements ; de plus, il conduit sa monture par la bride et par le mors, il la gouverne par ses genoux, par les éperons, il surveille son indocilité et ses frayeurs, il maîtrise ses attitudes périlleuses ; et encore dans les situations ordinaires il a besoin d'adoucir, en les neutralisant par des attitudes particulières, les chocs trop brusques de certaines allures du cheval, du trot, par exemple.

Vous voyez donc, messieurs, que pour être un des moins laborieux parmi les exercices, il n'en constitue pas moins un véritable exercice dont la douceur et l'agrément ont leur rôle hygiénique. Les convalescents, les personnes obligées par leur profession à une vie sédentaire, les gens de bureau, les gens délicats et nerveux, les travailleurs de l'esprit rencontrent dans l'équitation une heureuse et salutaire diversion. Addison se reposait de ses fatigues intellectuelles en montant chaque jour à cheval, et ce besoin était devenu chez lui si impérieux qu'il disait : « Quand je suis à la ville, comme je ne puis » monter à cheval, je passe une heure tous les ma- » tins à tirer une cloche sans battant et qui me plaît » d'autant plus qu'elle m'obéit en silence. » A Londres, les gens de cabinet quittent le soir ce qu'ils appellent leur *office* et se rendent à cheval à leur cottage. A Paris, beaucoup de gens d'affaires, beaucoup de gens de bureau dont la vie est sédentaire, rompent avec avantage la monotonie de leur existence et tâchent de prévenir les maladies auxquelles donne souvent lieu une trop grande immobilité, en allant coucher à Passy, à Auteuil, à Asnière, etc., etc.

Mais la plupart ont recours pour ce déplacement aux chemins de fer ou aux voitures, et si cette habitude, qui tend à se généraliser chaque jour, mérite l'approbation de l'hygiène, elle ne la mérite pas au même degré que le déplacement par l'équitation.

Escrime.

Dans les temps troublés où nous vivons, l'homme est bien souvent exposé à des controverses où s'agitent ses plus chers et ses plus précieux intérêts, où se débattent les plus saintes questions. Dans ces discussions toujours fâcheuses, une parole imprudente, un geste malséant peuvent conduire les hommes les plus pacifiques à ce détestable usage que réprouve le sang-froid des doctrines philosophiques, mais qui domine tellement nos mœurs, que ni les plus sages critiques, ni les pénalités les plus sérieuses n'ont pu mettre un terme à cet irrésistible besoin de réparer un outrage par les armes.

Il est donc sage, pour défendre son honneur, d'apprendre aussi à défendre sa vie. Mais ce n'est qu'en passant que je vous indique ce but de l'escrime, car à côté de celui-ci il y en a un éminemment hygiénique que je dois surtout vous faire connaître.

Quel est en effet l'exercice qui réclame une aussi grande quantité de contractions musculaires ? que la main porte ou pare des coups, qu'elle les multiplie, les varie, les combine par ces tricheries qu'on appelle *feintes*, que le lutteur se tienne sur la défensive ou qu'il se jette en avant pour l'attaque, ou que par un mouvement opposé il revienne en arrière reprendre sa position, il est obligé à un déploiement de forces considérables. Quel est le muscle de l'avant-bras, du bras, des membres inférieurs, du tronc qui dans ces poses si nombreuses, si variées, si soudaines ne vient apporter son contingent de puissance et d'énergie ?

J'oubliais aussi les muscles de la face, ces muscles destinés à révéler nos sentiments, la joie, la douleur, la bravoure, l'audace, la décision, la fermeté. Vous ne savez pas, mais d'un mot je vais vous le dire, que l'habitude de certaines contractions musculaires laisse une empreinte sur le visage et marque la physionomie d'un caractère qui met notre âme en relief. N'est-il pas bon, messieurs, que le visage ait aussi une gymnastique capable d'imprimer sur les traits le courage et le sang-froid ? N'est-il pas bon qu'elle développe et mette en saillie les muscles chargés de cette expression, non pas pour qu'ils nous donnent un air querelleur et les attitudes théâtrales d'un maître d'armes, non pas pour qu'ils affirment la fanfaronnade, mais d'une façon suffisante et honnête ce sentiment de dignité et de fierté dont un galant homme ne doit pas faire montre, mais qu'il n'a pas besoin de cacher ?

Danse.

Que vous dirai-je de la danse ? elle a existé dans tous les temps et chez tous les peuples. Que chez les peuplades sauvages elle se produise par des sauts insensés et bizarres, qu'elle se montre avec une grande agitation de bras et de jambes, avec un accompagnement de cris étourdissants et frénétiques, sa sauvagerie ne l'empêche pas d'être un véritable exercice gymnastique.

Que dans l'histoire et chez certains peuples elle ait un caractère religieux, que chez d'autres elle ne soit qu'une véritable chorégraphie guerrière, elle mérite de figurer parmi les exercices gymnastiques; qu'elle soit majestueuse et solennelle sous Louis XIV, prétentieuse sous le directoire, classique et correcte sous le premier empire, elle reste encore un exercice.

Mais de nos jours, qu'est-elle devenue ? Il faut excepter la valse, qui s'exécute sans doute avec de véritables mouvements, mais ces mouvements de rotation ne sont pas sans inconvénients fâcheux et quelquefois périlleux, car ils peuvent occasionner des tournements de tête, des étourdissements, des battements de cœur, ou les exagérer s'ils existent déjà.

La valse écartée, gardons-nous de parler ou ne parlons qu'avec dégoût de cette triste caricature de la danse, qui n'a pas même de nom en français, puisque c'est l'argot qui s'est chargé de l'étiqueter, n'en parlons pas, car elle est à la danse ce que la musique de l'Allemand Offenbach est à la musique de Mozard et de Rossini ; car elle fait de l'homme un véritable histrion, car elle outrage nos mœurs et offense notre dignité de citoyen. N'en parlons pas parce qu'elle est un signe de cette dégénérescence dont il nous faut hâter de sortir.

La valse indiquée comme dangereuse ou admise dans une certaine mesure et avec une grande discrétion, qu'est devenue la danse des salons au point vue gymnastique ? Elle s'exerce sans que l'appareil musculaire y prenne une bien grande part, sans sauts, sans mouvements ; elle est à peine une marche, et si elle a une valeur récréative, ce qui ne me regarde pas, elle n'a certainement pas et ne peut avoir aucune valeur hygiénique. Je n'ai donc rien à en dire, pas même de mal ; car je n'oublie pas que je suis devant de jeunes hommes et qu'il me déplairait de faire contre leurs goûts le moindre acte d'hostilité ; parce qu'enfin, messieurs, je ne voudrais, pour rien au monde, risquer, en finissant, de diminuer la bienveillance que vous n'avez cessé de m'accorder et pour laquelle je suis heureux de vous répéter mes sincères et affectueux remercîments.

SEPTIÈME LEÇON.

Vermout. — Bitter. — Tabac. — Voyages.

A MES LECTEURS.

Après avoir accompli le programme arrêté par M. le Ministre de l'instruction publique et dressé par l'Académie de médecine, permettez-moi de sortir du collége et de compléter le programme par une septième leçon que j'adresse à ceux qui m'ont déjà lu et à ceux qui auront la bonté de me lire.

Il s'est introduit dans notre société moderne des habitudes qui doivent fixer l'attention de l'hygiéniste et qui méritent que nous nous y arrêtions.

Quelques personnes boivent une liqueur qu'on appelle *Vermout*, d'autres, les mêmes probablement, en boivent une qui porte le nom de *Bitter*. Ces boissons ont la prétention d'être hygiéniques, et c'est à ce titre qu'il est bon d'examiner si vraiment elles sont salutaires ou nuisibles, ou simplement inoffensives.

Vermout.

Le vermout est un breuvage importé de la Suisse. On le fabrique avec une infusion de racines de gentiane et de plantes aromatiques, parmi lesquelles figure l'absinthe, dans un vin blanc contenant de l'alcool en excès, mais dont je ne connais pas la proportion. Comme l'absinthe, le vermout est une boisson dangereuse ; elle est dangereuse d'abord parce qu'elle est bue le plus souvent sans que la soif invite le buveur et qu'elle est par conséquent inutile ; elle expose de plus à tous les périls auxquels peuvent donner naissance les boissons fermentées contenant de l'alcool en excès et surtout de l'huile essentielle d'absinthe. — Soit que l'usage du vermout soit moins fréquent que celui de l'absinthe, soit que son usage soit moins entraînant et conduise moins à l'abus, les accidents causés par le vermout sont moins nombreux que ceux causés par l'absinthe ; mais ils se rapprochent par la physionomie des symptômes de ceux causés par le vin blanc. J'ai soigné récemment un homme jeune encore et qui n'a pu, malgré les conseils les plus sages et les plus affectueux, perdre la funeste habitude de ce breuvage, pris à chaque instant sans soif, sans motif, à tout propos. Il est atteint d'une névrose de l'estomac avec une agitation générale et continuelle ; cette névrose donne lieu de temps à autre à des vomissements douloureux et rebelles et finira certainement par une altération organique incurable. Il y a peu de temps encore j'ai donné mes soins et surtout des conseils à un homme intelligent, mais que l'oisiveté avait conduit à l'usage immodéré du vermout. Des désordres cérébraux et un tremblement nerveux en avaient été la conséquence. Ces symptômes menaçaient de prendre une marche chronique et de jeter dans un abaissement intellectuel un homme doué de riches facultés. Je fis un appel tout à la fois au sentiment de sa conservation et à celui de sa dignité, et j'obtins de lui une renonciation décisive à cette coutume dont il comprenait la puissance abrutissante. Sans remède et par la résolution seule avec laquelle il accepta et mit à exécution ces conseils hygiéniques et affectueux, il fut délivré d'un état qui avoisinait le *delirium tremens*.

Bitter.

Le bitter est un composé de racines de gentiane, d'écorce d'oranges amères, de cannelle, de calamus aromaticus, de racines d'aunée et de coriandre macérés dans l'alcool ou l'esprit de genièvre. Cette boisson, d'un goût détestable et d'une amertume particulièrement désagréable, devient d'une saveur tolérable quand elle est étendue d'une grande quantité d'eau et surtout lorsqu'elle est édulcorée à l'aide d'un sirop ou d'une liqueur quelconque; elle gagne, il faut l'avouer, à l'un ou l'autre de ces mélanges, un arrière-goût qui n'est pas sans charme même pour les personnes qui en boivent par hasard et pour la première fois. Ainsi modifié dans sa composition et surtout dans son élément alcoolique, le bitter devient une boisson désaltérante dont il n'y a pas précisément à médire et qui peut être acceptée par l'hygiène.

Mais comme moyen stomachique, comme stimulant de l'appétit, il faut placer le bitter sinon au même rang, au moins dans la catégorie des agents destinés à exciter sans motif ou plutôt pour des motifs inavouables un appétit dont l'affaiblissement ou la disparition sont étrangers à *la maladie*.

Quand l'estomac est troublé dans ses fonctions, et qu'au nombre de ses désordres fonctionnels il y a disparition de l'appétit, oh! certainement dans ce cas, en présence de la maladie qui a engendré cet état, il y a nécessité d'intervenir et d'employer tous les moyens pharmaceutiques ou autres capables de faire reparaître l'appétit en faisant disparaître l'affection qui l'a éteint. Mais dans l'état physiologique, c'est-à-dire dans l'état de santé, lorsqu'à la suite d'un ou plusieurs repas copieux, dans certaines conditions morales, pour un fait de température, à propos d'une fantaisie, d'un caprice de l'estomac, d'une circonstance quelconque, sans cause connue quelquefois, l'estomac perd son appétit, est-il bon, est-il hygiénique de chercher par des stimulants à rappeler ce désir dont il faut attendre le retour avec patience ?

Est-ce que les hommes de lettres excitent leur intelligence, lorsque l'inspiration a momentanément disparu ; est-ce qu'ils ont recours à des *apéritifs* particuliers pour stimuler leur esprit, quand il est mal disposé ; est-ce que les peintres, les sculpteurs ont des moyens particuliers de réveiller leur imagination endormie ; les orateurs, les poëtes, *lorsque Pégase est rétif,* ont-ils une cravache et des éperons pour le faire marcher ? Ils se taisent, les vrais bien entendu ; ils attendent, ils guettent l'heure, mais ils ne la provoquent pas, ils la saisissent quand elle est venue, ils ne l'appellent pas.

Les insomnies sans maladie, sans douleur, sans motif ne sont pas rares. Croyez-vous, messieurs, qu'il serait bien raisonnable de répondre à cette absence de sommeil par un narcotique direct, par de l'opium ? Oh ! sans doute, à l'aide de l'opium vous aurez donné une bonne nuit, deux bonnes nuits ; mais pour continuer ce résultat, il vous faudra continuer l'usage de ce moyen en augmentant la dose à l'infini jusqu'à ce que vous serez arrêté par l'apparition des effets délétères de l'opium. Et alors savez-vous quel sera le résultat dernier de cette manœuvre malhabile? une insomnie plus pénible et plus rebelle que celle que vous avez maladroitement combattue.

De même, messieurs, avec l'absinthe, avec le bitter, avec les agents dits stomachiques, vous aurez réussi sans doute à produire un appétit artificiel et momentané, mais certainement au détriment des appétits futurs, que vous ne pourrez allumer qu'en redoublant, sur un estomac devenu paresseux par son accoutumance aux moyens stimulants, la quantité et la qualité excitantes de ces agents, jusqu'au moment où vous vous apercevrez que vous avez, par une intervention inopportune, engendré de véritables désordres et, à la suite, la disparition sérieuse et cette fois maladive de l'appétit.

Ne fatiguons donc pas l'estomac, dans le cas de santé bien entendu, ne le fatiguons pas par des drogues souvent inutiles, le plus souvent nuisibles; renonçons à ces moyens dits réparateurs, à ces élixirs stomachiques qui figurent avec tant de tapage à la quatrième page des journaux; renonçons surtout à l'absinthe, au vermout et, dans le cas qui nous occupe, à ces vins de quinquina dont on a fait et dont on fait encore un si déplorable usage; laissons à la voracité anglaise ses poudres stomachiques, son élixir de Stouhgton que justifient peut-être jusqu'à un certain point et le climat humide de la Grande-

Bretagne et le tempérament lymphatique de ses habitants, mais qui chez nous n'ont d'excuse ni dans le bon sens, ni dans la science, ni dans l'expérience.

Tabac.

Depuis l'introduction en France du tabac par Nicot, ambassadeur du roi François II, près la cour de Portugal, vers la fin du XVIe siècle, une foule d'édits, d'ordonnances, d'arrêts accompagnés de sanctions pénales n'ont cessé de prohiber son usage. A notre époque, dans ces derniers temps surtout, de nombreuses thèses, de nombreuses brochures, de menaçantes prédications n'ont cessé de fulminer contre l'habitude même modérée de fumer. Une association contre l'abus du tabac s'est constituée récemment sous la présidence de M. Jules Guérin, qui l'a inaugurée par un discours comme il sait les faire : élégant, éloquent, vigoureux, mais, je crois, excessif. Je sais bien tous les dangers auxquels expose l'usage immodéré du tabac ; je sais bien qu'il peut donner naissance à des cancers des lèvres et de la langue, à des angines particulières qui ont reçu le nom d'angines des fumeurs, à des névroses, à des paralysies ou au moins à des affaiblissements du système musculaire ; je sais bien qu'un professeur de la Faculté de médecine de Paris, un professeur portant un grand nom et doué des plus riches facultés, un professeur d'hygiène, hélas ! est mort d'une affection de la moëlle épinière qu'on a très-raisonnablement attribuée à l'abus du cigare.

J'ai vu, pour ma part, deux fois des symptômes accompagnés d'oppression et de battements de cœur qu'avait très-certainement engendrés l'usage de la pipe fumée à outrance. J'ai soigné à son origine et suivi avec attention dans sa marche une phthisie pulmonaire chez un individu qui n'avait aucun des caractères constitutionnels des tuberculeux et dont les ascendants étaient vierges de cette maladie. De véritables débauches de pipe avaient commencé par nicotiniser cet homme jeune encore ; et cette irrésistible, cette incorrigible passion, après avoir ravagé par tous les côtés cette constitution démolie par le tabac, avait allumé une véritable phthisie pulmonaire, devant laquelle échouèrent les plus énergiques traitements.

Le tabac, en effet, à haute dose agit sur l'économie à la façon des poisons narcotico-âcres. En médecine, on l'emploie dans quelques maladies et notamment dans les invaginations intestinales. Et ce sont précisément ses propriétés thérapeutiques dans l'état de maladie qui doivent, dans l'état de santé, faire comprendre et redouter ses propriétés toxiques, lorsque son usage est immodéré.

Le tabac à priser a disparu ou à peu près avec les jabots, les tabatières et les précieux de 1760 ; aussi, messieurs, les accidents provenant de cette habitude sont-ils rares, et, pour ma part, si j'excepte quelques légères lésions toutes locales et sans importance, pour ma part, dis-je, je n'ai jamais été consulté pour des indispositions pouvant se rattacher à ce plaisir démodé et que la mode ne restaurera probablement pas. Ce plaisir, en effet, qui fut naguère une élégance, peut être sans doute une innocente et même une inoffensive distraction, mais n'est-ce pas un petit défaut pour soi et un désagrément pour les autres?

Ne croyez pas pourtant que, malgré cette bien douce réprobation, je mette le tabac à priser sur le même rang que le tabac à chiquer. La chique n'a pas de titres aristocratiques et n'a jamais représenté ni la délicatesse, ni la distinction. Dans ses beaux jours la poudre de tabac s'affichait et se pavanait sur le linge, dont elle notait avec coquetterie les finesses et les ornements; la chique, au contraire, s'est toujours cachée et se cache sournoisement; elle comprend qu'elle doit se soustraire aux regards.

Cette habitude n'est pas seulement blâmable au point de vue des sentiments qu'éprouve celui qui surprend le chiqueur dans l'exercice de ce plaisir; mais comme cet acte est incessant, irrésistible, tyrannique, il n'est pas rare de rencontrer de véritables désordres de l'innervation dus à l'action de ce narcotique. J'ai vu quelquefois, et tout récemment, une personne dont le système nerveux était profondément troublé par l'abus du tabac à chiquer et qui ne put obtenir le retour à la santé que par la cessation de cette funeste habitude.

Nous venons d'avouer les dangers auxquels peut donner lieu l'usage immodéré du tabac à fumer. Mais si, loin de céder aux prohibitions de la science et aux défenses de l'autorité, le cigare, la cigarette et la pipe se sont introduits dans nos mœurs et à tous les étages de la société, et d'une façon tellement générale, que l'on compte, non pas ceux qui fument, mais ceux qui ne fument pas, ne voyez pas dans cette résistance une manie de contradiction si commune chez nous et d'un goût si gaulois, voyez-y tout simplement le triomphe de la vérité et la victoire d'une opinion raisonnable sur une opinion exagérée. — Oui, messieurs, l'excès est mauvais, l'abus sans doute est plein de dangers, mais l'usage modéré est un plaisir avouable, acceptable et que l'hygiène pratique et sensée ne doit pas avoir la cruauté de condamner.

Si je ne m'associe pas aux sévérités exagérées dont on a poursuivi et dont on poursuit toujours le tabac, je m'associe volontiers à tout ce qui pourrait être dit et fait, non pas seulement contre l'abus, mais même contre l'usage du tabac chez les enfants.

Qui de vous n'a été attristé par le spectacle affligeant de ces fumeurs imberbes se pavanant le cigare ou la pipe à la bouche? Qui de vous n'a été péniblement ému de l'aspect de ces grotesques fanfarons, dont le visage étiolé, flétri, dégradé répond à une intelligence plus dégradée encore ? Qui n'a pas surpris dans ces constitutions chétives et avortées l'explication des statistiques empruntées aux conseils de révision ? Qui n'a songé en même temps que cette jouissance prématurée d'un appétit permis à l'homme mûr était un véritable apprentissage à satisfaire avant l'heure d'autres désirs et sans le travail, à l'aide duquel chacun a droit de les poursuivre et de les atteindre, et sans lequel on ne peut les obtenir que par des moyens illégitimes et violents ?

Mais en écartant ces tristesses, permettez-moi de répéter que si les diatribes excessives débitées contre l'usage modéré du tabac chez les hommes faits ne sont que des affirmations purement théoriques, écrites dans le cabinet et sans vérification pratique, que si l'expérience démontre que chez eux ce plaisir pris avec réserve est parfaitement inoffensif, l'observation à son tour démontre que ce narcotico-âcre, même aux plus petites doses, exerce de profonds ravages sur la constitution des jeunes sujets, qu'elle arrête leur développement corporel et leur développement intellectuel, qu'elle les flétrit physiquement et les abaisse moralement.

En présence de si graves résultats, en présence d'un spectacle laid, malsain, scandaleux, ne serait-il pas bon que l'État, ou au moins l'édilité songeât, si elle en a les moyens, à prohiber, par toutes les mesures dont elle pourrait disposer, la publicité de si tristes habitudes et à préserver ainsi et les santés individuelles et l'avenir menacé de la race ? Ces mesures auraient sans doute l'inconvénient de porter atteinte à la liberté de ces jeunes citoyens ; mais, pour ma part, je n'y verrais pas un grand mal, et je suis convaincu que le pouvoir, quel qu'il soit, qui aura trouvé et résolûment appliqué le remède à cette situation, aura rendu un service réel et digne de la reconnaissance publique.

Voyages.

Avant l'établissement des chemins de fer, la faculté de voyager était le privilége des classes riches. Depuis que le chef de train a détrôné le postillon et le wagon la chaise de poste, le goût du déplacement est devenu plus général et les moyens de donner satisfaction à ce goût plus faciles et accessibles à plus de bourses. L'économie de l'argent et l'économie du temps, qui est encore de l'argent, ont certainement contribué à démocratiser le voyage, autrefois réservé au petit nombre.

Cette habitude nouvellement introduite dans nos mœurs et qui tend chaque jour à devenir plus générale, a une importance plus grande que l'on ne pourrait croire et mérite de fixer l'attention de l'hygiéniste. Autrefois, en effet, le voyage représentait simplement et surtout un plaisir ; il est encore sans doute un plaisir ; mais il est aussi un délassement, il est l'interruption salutaire d'une vie laborieuse et monotone, il est l'oubli des soucis, des affaires, la cessation des petits tracas, des inévitables misères de la vie quotidienne ; aussi peut-il être bien souvent une ressource précieuse dont l'hygiène doit savoir profiter. Ce qui fut un plaisir pour les oisifs, une nécessité pour les savants et les artistes, un remède pour les convalescents, un apaisement pour les imaginations troublées, pour les systèmes nerveux malades, pour les douleurs de l'âme et du cœur, sera certainement, sans qu'on s'en aperçoive, un moyen précieux de conserver, de fortifier la santé, et non-seulement la santé du corps, mais aussi la santé de l'esprit.

Entreprendre un voyage pour les hommes adonnés soit aux travaux du corps, soit à ceux de l'intelligence, au moment où la fatigue avoisine la maladie, lorsque la routine des occupations de chaque jour vous a conduit à la lassitude et au dégoût, réformer agréablement son existence de chaque jour par un déplacement dont la vie sédentaire donne un si ardent appétit, n'est-ce pas saisir l'occasion la plus favorable, la plus hygiénique de se préserver d'une maladie dont on entrevoit la menace ? n'est-ce pas un moyen puissant non-seulement de fuir la maladie, mais encore de consolider, de fortifier sa santé ?

Les races dégénérées se revivifient par l'infusion d'un sang nouveau. Eh bien ! messieurs, l'action de voyager, sur l'individu, n'est pas sans quelque analogie avec l'action bien autrement profonde, sans doute, bien autrement sérieuse qu'exerce sur une race diminuée le mélange d'un sang nouveau. Vivre, en effet, avec des habitudes changées, se mêler à des mœurs étrangères, se loger, se nourrir à la façon du pays visité, respirer son air, voir avec son soleil, manger des aliments jusqu'ici inconnus, n'est-ce pas croiser sa vie d'un régime nouveau, n'est-ce point avoir échangé la monotonie débilitante pour la nouveauté fortifiante, n'est-ce pas s'être adressé à un puissant procédé pour conserver, pour consolider sa santé ?

Et je ne parle pas des promenades, des montagnes gravies, des courses audacieuses et de toute cette gymnastique incessante et obligée que vous impose le voyage. Je ne parle pas des satisfactions de l'esprit, de la curiosité satisfaite, de l'imagination allumée, de l'attention éveillée et de tout ce régime intellectuel du voyage qui a bien son prix, qui a bien son charme et qui, en fortifiant la santé de l'esprit, fortifie sympathiquement celle du corps.

Les questions que nous venons d'étudier ne sont pas seulement intéressantes par leur nouveauté, elles ont par elles-mêmes une sérieuse importance, si sérieuse que les hygiénistes ne pourront désormais en écarter l'examen. Je n'ai certainement pas la prétention de les avoir approfondies ; j'ai eu la témérité de les soulever, mais avec cette excuse pourtant que je ne les ai abordées, comme les autres du reste, qu'avec le secours de ma pratique.

Je suis convaincu, en effet, que le jour où l'hygiène, au lieu d'être écrite ou enseignée avec les vues théoriques de l'esprit, avec d'inutiles descriptions géographiques, avec de minutieuses indications d'altitude et de latitude, avec des peintures microscopiques de tissu, de cellules, lorsque, dis-je, elle sera livrée aux praticiens au lieu de l'être aux savants purs, les questions qu'elle est chargée de résoudre seront éclairées d'une plus grande, d'une plus saine et plus profitable clarté.

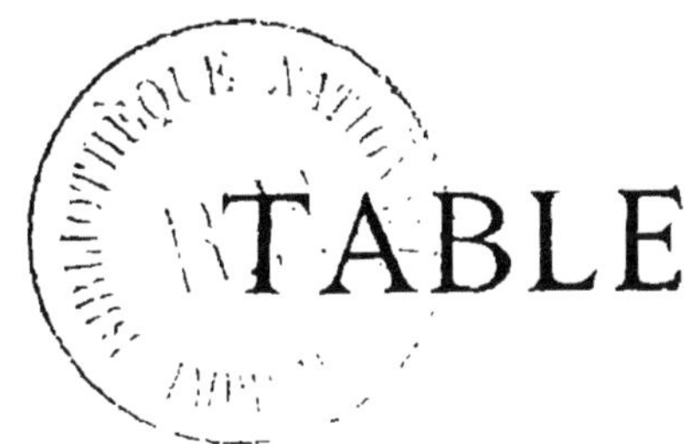

TABLE

SELON LE PROGRAMME.

PREMIÈRE LEÇON.

DEUXIÈME LEÇON.

TROISIÈME LEÇON.

QUATRIÈME LEÇON.

CINQUIÈME LEÇON.

SIXIÈME LEÇON.

FIN DE LA TABLE SELON LE PROGRAMME.

SEPTIÈME LEÇON.

TABLE

ALPHABÉTIQUE.

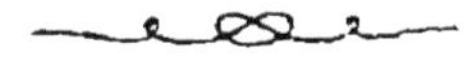

FIN DE LA TABLE ALPHABÉTIQUE.

PÉRIGUEUX. — IMPRIMERIE DUPONT ET Cie.

LEÇONS
ÉLÉMENTAIRES
D'HYGIÈNE

A l'usage

DES ÉTABLISSEMENTS D'ENSEIGNEMENT SECONDAIRE

ET DES GENS DU MONDE

PAR

LE Dr H. PARROT

OFFICIER DE LA LÉGION-D'HONNEUR, OFFICIER DE L'INSTRUCTION PUBLIQUE, MÉDECIN DE L'HOPITAL ET DES PRISONS DE PÉRIGUEUX.

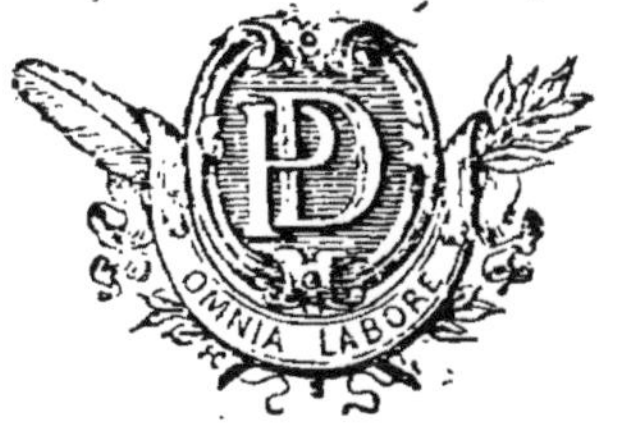

PARIS

LIBRAIRIE PAUL DUPONT

11, rue Jean-Jacques Rousseau.

1874

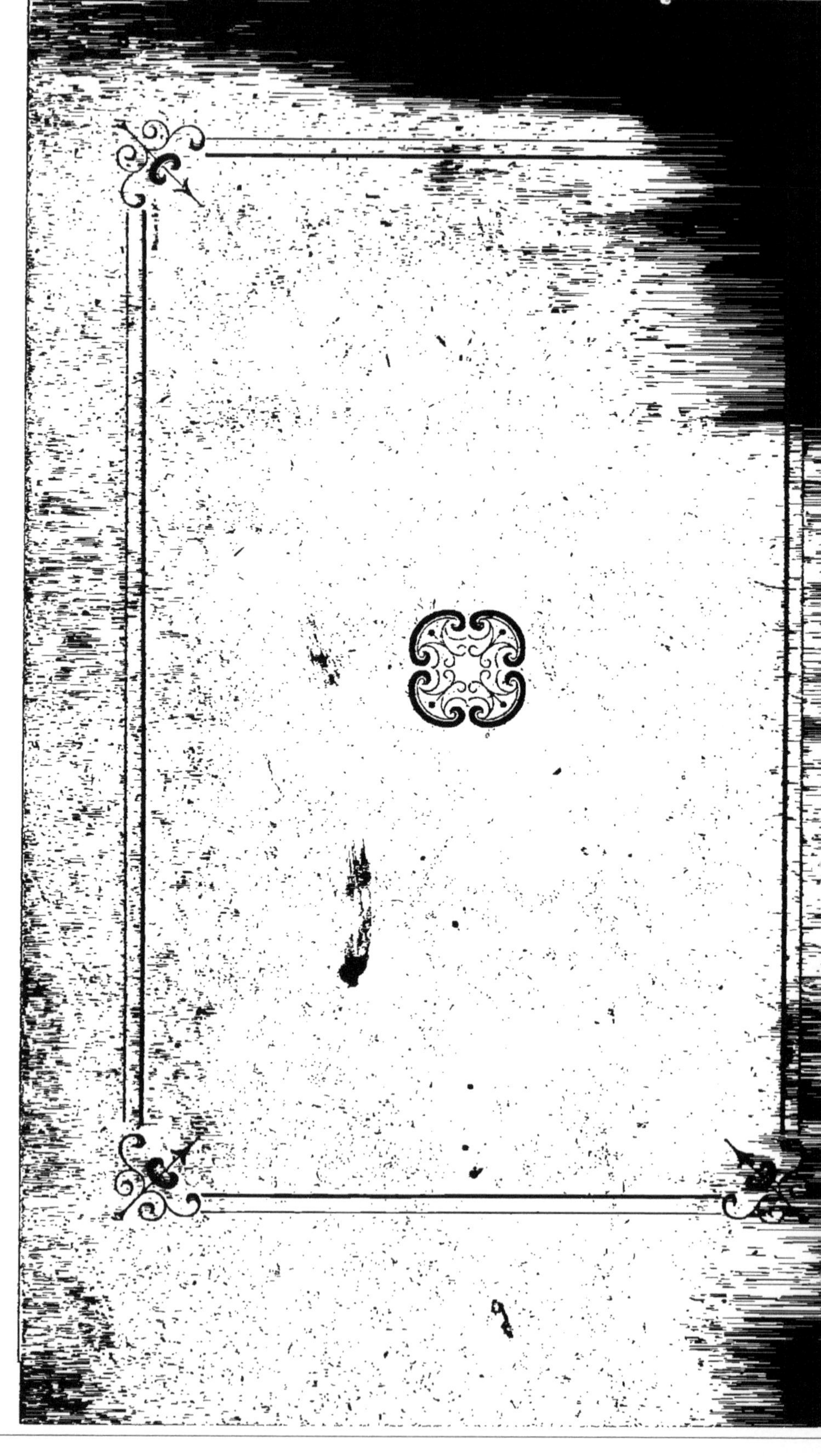

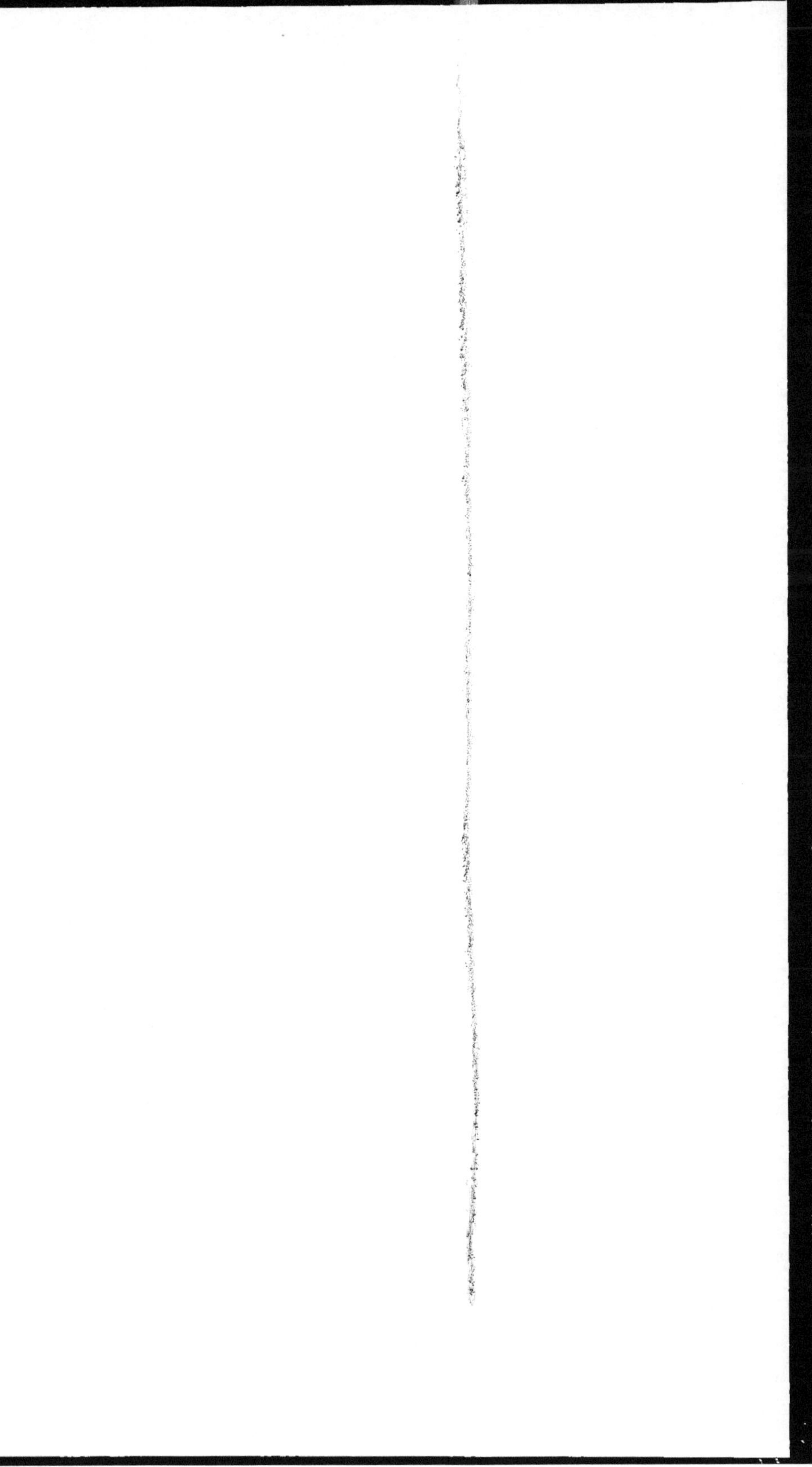

www.ingramcontent.com/pod-product-compliance
Ingram Content Group UK Ltd.
Pitfield, Milton Keynes, MK11 3LW, UK
UKHW020140200726
13856UKWH00003B/768

9 782011 76624